むかしの頭で診ていませんか？
血液診療をスッキリまとめました

【編集】
神田善伸
Yoshinobu Kanda

Learn Clinical Hematology in
Fast and Easy Way

執筆者一覧

■ 編　集

神田　善伸	かんだ　よしのぶ	自治医科大学附属病院・附属さいたま医療センター血液科

■ 執　筆（執筆順）

樋口　敬和	ひぐち　たかかず	獨協医科大学越谷病院輸血部／糖尿病内分泌・血液内科
久保田靖子	くぼた　のぶこ	埼玉県立がんセンター血液内科
原口　京子	はらぐち　きょうこ	都立駒込病院輸血・細胞治療科
得平　道英	とくひら　みちひで	埼玉医科大学総合医療センター血液内科
荒　　隆英	あら　たかひで	北海道大学大学院医学研究院内科学分野血液内科学教室
小原　雅人	おばら　まさと	美しが丘病院内科
佐藤　博之	さとう　ひろゆき	さいたま赤十字病院血液内科
山下　浩平	やました　こうへい	京都大学大学院医学研究科血液・腫瘍内科学
名島　悠峰	なじま　ゆうほう	都立駒込病院血液内科
定　　明子	さだ　あきこ	神戸大学大学院医学研究科内科学講座血液内科学
武山　雅博	たけやま　まさひろ	奈良県立医科大学小児科
金子　　誠	かねこ　まこと	三井記念病院臨床検査部
宮川　義隆	みやかわ　よしたか	埼玉医科大学病院総合診療内科・血栓止血センター
備後　真登	びんご　まさと	東京医科大学病院臨床検査医学科
窓岩　清治	まどいわ　せいじ	東京都済生会中央病院臨床検査医学科
森下英理子	もりした　えりこ	金沢大学大学院医薬保健総合研究科病態検査学
朝倉　英策	あさくら　ひでさく	金沢大学附属病院高密度無菌治療部
和田　英夫	わだ　ひでお	三重県立総合医療センター大学院連携講座
山﨑　宏人	やまざき　ひろひと	金沢大学附属病院輸血部
前田　　猛	まえだ　たけし	倉敷中央病院血液内科
磯部　泰司	いそべ　やすし	福岡大学医学部腫瘍・血液・感染症内科

本村　和久	もとむら　かずひさ	沖縄県立中部病院総合診療科
西村　倫子	にしむら　のりこ	がん研究会有明病院血液腫瘍科
蘆澤　正弘	あしざわ　まさひろ	自治医科大学附属病院血液科
冲中　敬二	おきなか　けいじ	国立がん研究センター東病院総合内科
木村　俊一	きむら　しゅんいち	自治医科大学附属さいたま医療センター血液科
古林　勉	こばやし　つとむ	京都府立医科大学大学院医学研究科内科学血液内科学部門
佐藤　智彦	さとう　ともひこ	星槎大学大学院教育学研究科
池田　和彦	いけだ　かずひこ	福島県立医科大学医学部輸血・移植免疫学講座
牧野　茂義	まきの　しげよし	虎の門病院輸血部

序 文

　2015年7月に刊行され，大ヒット作となった『むかしの頭で診ていませんか？　循環器診療をスッキリまとめました』がシリーズ化され，本書は血液診療をスッキリとまとめる役割を担って企画されました．オリジナルの循環器診療編は帝京大学附属溝口病院の村川裕二教授によって発案されたものです．村川先生といえば，「楽しく読め」て，しかも勉強になる文章をさまざまなメディアを通して発表されています．そして，『むかしの頭で診ていませんか？　循環器診療をスッキリまとめました』も，序文に書かれているとおり，「循環器は専門でない」けれども，「循環器疾患を診る機会がある」先生方を対象として，非専門医にもわかりやすいように，難しい疾患は扱わず，冒頭に結論を置き，内容を凝縮して記述された，「楽しく読める」書籍となっていました．

　この名著を果たして血液領域でうまく再現できるだろうか？　というのが最初に抱いた疑問でした．「血液は専門でない」先生方が「診る機会がある」血液疾患はさほど多くはないのかもしれません．ややこしい血液疾患など診たくもない，という先生もおられるかもしれません．そこで，本書では，貧血の診断と治療，血液検査データの読み方，リンパ節腫脹の診断などのように，一般内科診療においても必ず一定の頻度で遭遇するクリニカル・クエスチョンに絞り込み，それぞれ比較的若い世代の血液専門医に，専門的な内容に偏らないように執筆していただきました．そして，書籍全体のコンセプトは循環器診療編を踏襲し，冒頭に結論を配置してメッセージを明確にする構成としています．

　本書が「血液は専門でない」けれども，「たまーに血液疾患を診る機会があるかも？」という先生方に楽しく読まれること，そして，各地域での血液専門医と非専門医の連携の架け橋となることを期待しています．

2017年9月

編　者

目　次

1	貧血の鑑別のアプローチは？　　　　樋口　敬和	1
2	高齢者と若年女性の貧血の精査はどこまで行う？　　久保田靖子	8
3	自己免疫性溶血性貧血って？ 診断・治療はどうする？　　原口　京子	12
4	健診で赤血球増多を指摘された　　　　得平　道英	19
5	鉄剤で嘔気，継続できない　　　　荒　隆英	26
6	ビタミン B_{12} 欠乏症，内服投与でもよい？　　小原　雅人	33
7	大酒家の葉酸欠乏症． 葉酸を投与すれば大丈夫？　　佐藤　博之	39
8	好中球減少症へのアプローチは？　　　　山下　浩平	45
9	急性白血病？　　　　名島　悠峰	51
10	好酸球が多い　　　　定　明子	57

11	感冒後に血小板減少 — 武山 雅博	63
12	ヘパリン投与中の血小板減少 — 金子 誠	70
13	特発性血小板減少性紫斑病と血栓性血小板減少性紫斑病．名前は似ているけど… — 宮川 義隆	77
14	血小板数は正常なのに出血傾向あり — 備後 真登	83
15	血液疾患の既往のない患者が皮下，筋肉の出血 — 窓岩 清治	89
16	繰り返す静脈血栓症 — 森下英理子	95
17	播種性血管内凝固症候群の疑い．凝固データはどう読む？ — 朝倉 英策	103
18	感染症に合併した播種性血管内凝固症候群．抗凝固療法 vs 抗線溶療法 — 和田 英夫	111
19	汎血球減少症の診断はどうする？ — 山﨑 宏人	117
20	白血球分画の見かた — 前田 猛	123
21	リンパ節腫脹で紹介 — 磯部 泰司	129

22	伝染性単核球症って，ほっといても勝手に治る病気だから大丈夫？ 本村 和久	136
23	リンパ腫の既往歴のある患者には… 西村 倫子	142
24	腫瘍崩壊症候群の予防には 蘆澤 正弘	148
25	化学療法後の好中球減少中に発熱．すぐに抗菌薬が必要？ 冲中 敬二	155
26	発熱性好中球減少症が遷延．β-D-グルカンとアスペルギルス抗原が陰性なら真菌症は否定できる？ 木村 俊一	162
27	多発性骨髄腫の診断はどうする？ 古林 勉	168
28	化学療法後に Hb 7.3 g/dL まで低下．赤血球輸血は必要？ 佐藤 智彦	174
29	白血球（顆粒球）は輸血しても意味がないの？ 池田 和彦	181
30	赤血球輸血直後に低酸素血症発症，鑑別はどうする？ 牧野 茂義	187

■ 索 引　195

謹告　編者，著者ならびに出版社は，本書に記載されている内容について最新かつ正確であるよう最善の努力をしております．しかし，薬の情報および治療法などは医学の進歩や新しい知見により変わる場合があります．薬の使用や治療に際しては，読者ご自身で十分に注意を払われることを要望いたします．　　　株式会社　南江堂

1 貧血の鑑別のアプローチは？

◆結論から先に

- 今日においても，貧血の鑑別は，まず貧血以外に白血球，血小板の異常がないかを確認して，次に平均赤血球容積（mean corpuscular volume：MCV）と網状赤血球に注目することが重要であることに変わりありません（図1）[1]．

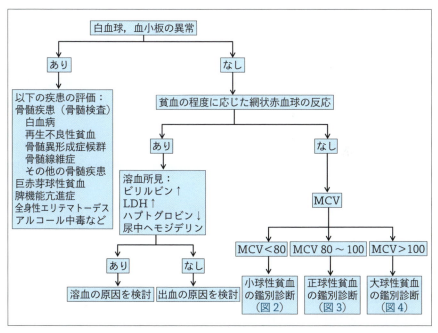

図1 ◆ 貧血の鑑別診断のステップ

［文献1を参考に著者作成］

◆貧血の鑑別のアプローチは？

- 貧血以外の血球の異常を伴っている場合は，診断のために骨髄検査が必要か判断します．
- 白血球や血小板減少を認める場合，脾機能亢進症，全身性エリテマトーデス（systemic lupus erythematosus：SLE）など全身性疾患に関連したものや巨赤芽球性貧血や発作性夜間ヘモグロビン尿症（paroxysmal nocturnal hemoglobinuria：PNH）などの血液疾患は必ずしも骨髄検査を必要としませんが，それ以外は骨髄疾患の可能性があり骨髄検査が診断に必要です．
- 白血球分画に異常がある場合には，通常は骨髄検査が必要です．
- 白血球や血小板に異常がなければ，MCVと網状赤血球に注目します．これらによる貧血の鑑別診断のアルゴリズムに沿って鑑別診断を進めます（図1～4）[1]．
- 鑑別診断の際には，赤血球動態に基づいた貧血の発症機序を意識しながら診断を進めることが大切です．
- 貧血の発症機序を整理しておくと，貧血は大きく分けて，骨髄での産生低下と産生された赤血球が血管内（末梢循環）に出てからの異常のいずれかにより起こります．
- 骨髄での生産低下は，①幹細胞の異常，②細胞質の成熟障害（ヘモグロビン合成障害），③核の成熟障害，④腫瘍細胞や線維化による骨髄の置換で起こります．
- 血管内に出てからは，⑤血管外への出血，⑥溶血，⑦希釈が原因となります．

◆MCVの意味するものは？

- MCVは赤血球の大きさの指標で，MCV(fL) ＝ ヘマトクリット(%) × 10/赤血球数($10^6/\mu$L)と計算されます．自動血球分析装置で平均赤血球ヘモグロビン量（mean corpuscular hemoglobin：MCH），平均赤血球ヘモグロビン濃度（mean corpuscular hemoglobin concentration：MCHC）

- と一緒に自動的に計測されます．
- fL は femtoliter で 1 fL は 10^{-15} L です．
- MCH は MCV とはほぼ同じ臨床的意義を持つため MCV に注目します．
- MCHC は球状赤血球症や先天性溶血性貧血で上昇する以外は，あまり問題となりません．
- MCV が 80 〜 100 fL の場合は正球性貧血で，それよりも大きい場合が大球性貧血，小さい場合が小球性貧血です．

◆網状赤血球とは？

- 赤芽球から核が失われた直後の若い赤血球です．末梢血中に出現して約 1 日で成熟赤血球になります．
- 定常状態では赤血球の 0.5 〜 2.0% が網状赤血球ですが，貧血に対して骨髄が反応して赤血球造血が亢進すると末梢血中に放出され網状赤血球が増加します．したがって，網状赤血球は骨髄での赤血球造血の指標となります．
- 網状赤血球は赤血球 100 個に対する割合（%）か，1,000 個に対する割合（‰）で表されます．この割合は赤血球数に関連しますので，比率だけでなく絶対数にも注目します．
- 網状赤血球の絶対数の基準値は 2.5 万〜 7.5 万/μL で，絶対数の増加（10 万/μL 以上）は出血か溶血に対する骨髄の代償反応を考え，低下は赤血球産生の低下を示唆します．
- 網状赤血球は通常の赤血球よりも大きいので，溶血や出血に対して骨髄が代償的に反応して網状赤血球が著しく増加した場合には，MCV は高値に傾き，大球性貧血となることもあります．

◆小球性貧血の鑑別診断は？

- 小球性貧血で網状赤血球の増加がなければ血清鉄，総鉄結合能（total iron binding capacity：TIBC），フェリチンを測定します（図 2）[1]．
- 鉄欠乏性貧血が最も多く，慢性疾患に伴う貧血が続きます．

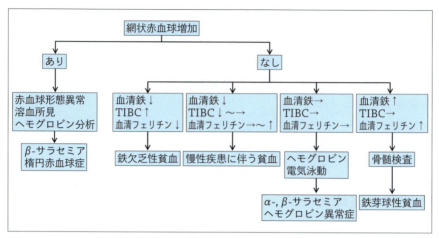

図2 ◆ 小球性貧血（MCV＜80 fL）の鑑別診断

［文献1を参考に著者作成］

- サラセミアは日本人には関係ないとされがちですが，軽症型のヘテロ接合体保因者は時々みられます．貧血の割に MCV が小さくて（60 fL 台が多い），鉄欠乏がないときに疑います．

◆正球性貧血の鑑別診断は？

- 正球性貧血で網状赤血球増加があれば，急性出血，溶血性貧血を考えます（図3）[1]．
- 溶血所見があれば，Coombs 試験，赤血球形態の評価を行います．
- 網状赤血球増加がなければ，骨髄疾患，慢性疾患に伴う貧血，腎性貧血，内分泌疾患に伴う疾患の可能性を考え，他の所見を評価して総合的にアプローチします（図3）[1]．

◆大球性貧血の鑑別診断は？

- 大球性貧血で網状赤血球増加があれば，溶血性貧血を疑います（図4）[1]．
- 網状赤血球増加がなければ，巨赤芽球性貧血を考え，血清ビタミン B_{12} と葉酸を測定します．MCV が 120 fL 以上であれば巨赤芽球性貧血が強

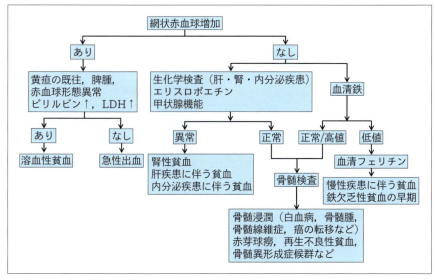

図3 ◆ 正球性貧血（MCV80〜100 fL）の鑑別診断

［文献1を参考に著者作成］

く示唆され，130 fL以上ならまず確実です．
- ビタミンB_{12}と葉酸が正常なら，他の大球性貧血をきたす疾患を考えます（図4）[1]．
- 骨髄異形成症候群ではMCVが大球性に傾くことが多く，診断には骨髄検査が必要です．

◆アルゴリズムに沿って鑑別疾患を進める際の注意点は？

- 日常臨床においては，診断アルゴリズムに従って素直に診断に至る貧血ばかりでなく，複数の病態が存在したり非典型的な所見を呈したりして，アルゴリズムのみでは診断できない貧血に出会うことが実際には多いです．
- 特に高齢者では，複数の原因が同時に存在して典型的な所見を呈さないことがあり注意が必要です．

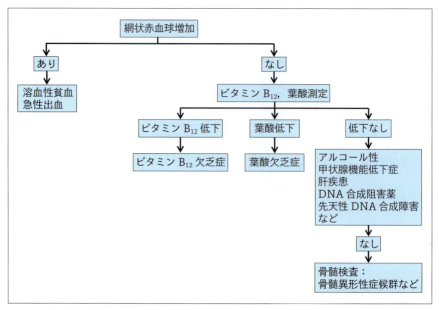

図4 ◆大球性貧血（MCV＞100 fL）の鑑別診断

［文献1を参考に著者作成］

◆複数の原因が同時に存在する場合とは？

- 悪性貧血の診断時に約20％で鉄欠乏が合併していることが報告されています．またそれ以外にも，鉄の吸収には胃酸による鉄の還元が関与しますので，胃酸分泌の低下した萎縮性胃炎や，胃全摘後ではビタミンB_{12}欠乏と鉄欠乏が同時に存在することがあります．
- このような場合には赤血球は必ずしも大球性にはならず，ビタミンB_{12}欠乏と鉄欠乏の強さにより，小球性貧血〜大球性貧血となることがあります．
- 鉄欠乏性貧血で過分葉好中球を認めることでビタミンB_{12}欠乏が示唆されることもありますが，丁寧な問診と診察，ビリルビンや乳酸脱水素酵素（lactate dehydrogenase：LDH）などの他の検査所見に注目することが重要です．
- 関節リウマチなどの慢性疾患に伴う貧血にNSAIDsに関連した消化管出

血による鉄欠乏性貧血が合併することが，しばしばみられます．血清鉄とTIBCは低値で，フェリチンが正常または低下しているときに，このような病態を疑います．
- 他にも，慢性肝疾患による貧血に消化管出血が合併したり，抗凝固薬，抗血小板薬内服中の患者さんで慢性の消化管出血により，鉄欠乏をきたしていることがあり注意が必要です．
- また，大球性貧血をきたす薬剤がMCVを修飾していることもあり，そのような薬剤にも注意が必要です．
- このような病態を見逃さないためにも，赤血球動態に基づいた貧血の発症機序を意識することが重要です．

Take Home Message

- 貧血の鑑別診断では，MCVと網状赤血球に注目し，赤血球動態を意識してアプローチしましょう．

文献

1) Means RT et al：Anemia：general considerations. Wintrobe's Clinical Hematology, Greer JP et al（eds）, Lippincott Williams & Wilkins, Philadelphia, 3rd ed, pp.587-616, 2014

2 高齢者と若年女性の貧血の精査はどこまで行う？

◆結論から先に

- 赤血球が正常値以下に減少した病態を貧血と言います．ヘモグロビン濃度が酸素の運搬能を表していると考えられますので，これを貧血の指標とします．
- 貧血は，ヘモグロビン濃度が男性 13 g/dL 未満，女性 12 g/dL 未満，高齢者 11 g/dL 未満と考えます．わずかに低下している場合は再検し，変動の有無も考慮します．
- 若年女性には鉄欠乏性貧血が最もよくみられます．高齢者も鉄欠乏性貧血が最も多いのですが，若年女性とはその原因は全く異なります．いずれにしても，基礎疾患を明らかにし，その治療を行うことが重要です．また，高齢者には原因のはっきりしない老人性貧血という概念もあります．
- 貧血以外に白血球数の異常や血小板数の異常を認める場合は，血液疾患が疑われますので，血液内科専門医に相談しましょう．

◆若年女性の貧血の診断の進め方は？

- 平均赤血球容積（MCV）が有用となります．MCV＜80 fL の場合は小球性貧血と判断します．血清鉄，フェリチン，総鉄結合能（TIBC），不飽和鉄結合能（unsaturated iron binding capacity：UIBC）を測定し，血清鉄，フェリチンの低下，TIBC/UIBC の上昇を認めた場合は鉄欠乏性貧血と診断します（「1. 貧血の鑑別のアプローチは？」の図 2 参照）．
- 鉄欠乏性貧血の原因を検索します．主な原因を表 1[1)] に示します．これらを念頭に問診，検査の追加を行います．鉄剤の投与や原因疾患の治療が奏功すれば，貧血は改善します．

表1 ◆ 若年女性の鉄欠乏性貧血の原因

鉄の喪失	過多月経，子宮筋腫，子宮内膜症 胃・十二指腸潰瘍，献血，スポーツ貧血
鉄の摂取低下	偏食，過度のダイエット，慢性萎縮性胃炎
鉄の需要増大	思春期の成長，妊娠，授乳

［文献1を参考に著者作成］

- 鉄欠乏性貧血の診断に至らない場合は，「1. 貧血の鑑別のアプローチは？」の図2を参考に鑑別診断を進めます．慢性疾患による貧血（anemia of chronic disease：ACD）が疑われる場合は，膠原病や感染症，悪性疾患の有無をスクリーニングします．鉄欠乏性貧血と診断したものの，鉄剤に反応しない場合やACD以外の貧血は血液内科専門医に紹介してください．

コラム1 ー鉄欠乏性貧血の問診は難しいー

- 当院はがん専門病院のため，若年女性の鉄欠乏性貧血患者は，健康診断で精密検査が必要と判断された医療従事者が主となります．その原因を調べるために質問をしますが，以下Q&Aのように，明確な答えが得られないことがよくあります．
- Q：月経の量は多いですか？
  A：他の人のことはわからないので，自分の月経量が多いかどうかわかりません．
  ⇒他に原因が考えにくい場合は，とりあえず婦人科を受診してみましょう，とおすすめしています．
- Q：偏食はありますか？ 無理なダイエットをしていませんか？
  A：いいえ．
  ⇒ほとんどの患者さんが答えますが，実際には仕事が不規則なため，コンビニで手軽に買えるものを日常的に食べていることや十分な食事を摂っていないことが，後から判明することがあります．
- そして，困ったことに医療従事者ほど服薬アドヒアランスが悪く，自己中断が多いので，治療の効果判定に悩むことがあります．

◆ **高齢者の貧血には重大な基礎疾患が隠れているかもしれません**

- 高齢者の貧血はヘモグロビン濃度 11 g/dL 未満を目安に精査します．これは，わが国の基準であり，60 歳以上の末梢血液像の検討から実用的とされたものです[2]．
- 高齢者の貧血で最も多いものは若年女性と同様に鉄欠乏性貧血です．鉄欠乏性貧血の診断の進め方は若年女性と同様です（「1．貧血の鑑別のアプローチは？」の図 2 参照）．
- 検査を進めていく上で，以下のように高齢者独特の問題点があります．

①元来，活動性が落ちていることが多いので，貧血の症状である労作時の息切れ，動悸など典型的な自覚症状に乏しいことがあります．
②他疾患の合併が多く，消炎鎮痛薬や抗凝固薬の内服を行っている場合があります．患者さん自身が認識していないこともありますので，お薬手帳の確認や家族への問診を行います．
③検査や治療には頻回の通院が必要なこともあり，生活支援者や介護者の有無，病気に対する理解力や治療への希望などを総合的に判断して，診療を進めていくことも必要です．

- 高齢者の鉄欠乏性貧血の主な原因を表 2 に示します．消化管や性器からの出血が多く，胃癌・大腸癌などの消化管の悪性腫瘍や婦人科癌の有無の検査が必要です．

1 ■ 老人性貧血とは何ですか？

- 除外診断になります．ヘモグロビン濃度が 9～11 g/dL の正球性貧血が持続し，貧血の原因を調べても異常の認められない状態です．加齢により赤血球造血が影響を受けたためとされていますが，経過観察中に原因がわかることがありますので，貧血が進行する場合は，再度原因の検索が必要になります[3]．

表 2 ◆ 高齢者の鉄欠乏性貧血の原因

鉄の喪失	胃癌，大腸癌，子宮癌 胃・十二指腸潰瘍 消炎鎮痛薬・抗凝固薬の使用による消化管出血
鉄の摂取低下	偏食，慢性萎縮性胃炎，胃切除後

［文献 1 を参考に著者作成］

- 鉄欠乏性貧血，老人性貧血以外は血液内科専門医に相談してください．
- 血液内科に紹介された場合の重要な疾患には，骨髄異形成症候群と多発性骨髄腫があります．両者ともに造血器悪性腫瘍ですが，治療薬の開発が進み，高齢者にも使用可能な薬剤があります．治療により生存の延長が得られることがあり，治療の適応を総合的に判断していきます．

Take Home Message

- 若年女性，高齢者の貧血は，ともに鉄欠乏性貧血ではないかとまず疑いましょう．そして原因を突き止めます．
- それ以外は鉄剤をむやみに使用せずに，血液内科に相談しましょう．

コラム2 ―たかが鉄欠乏性貧血，されど鉄欠乏性貧血―

- 日本での女性の社会進出が進まないのは，鉄欠乏性貧血に罹患している女性が多いためにパワフルな女性が少ないからではないかと書かれた文章を目にしたことがあります．
- 実際，欧米では小麦などに鉄が添加されていますが，日本では主食となる食品に鉄は添加されていません．一方，高齢者の貧血は，心疾患や慢性閉塞性肺疾患（chronic obstructive pulmonary disease：COPD），認知機能や意欲の低下などにも悪影響を及ぼします．
- 女性の活躍や高齢者の身体的，精神的状態の改善に貧血の診断と治療が一翼を担うと考えますと，診療にも気合が入ることと思います．

文献

1) 岡田 定：5．鉄欠乏性貧血の治療指針．日内会誌 99：1220-1225, 2010
2) 白倉卓夫ほか：老年者末梢血液像と赤血球産生能の変化．日老医会誌 15：151-157, 1978
3) Makipour S et al：Unexplained anemia in the elderly. Semin Hematol 45：250-254, 2008

3 自己免疫性溶血性貧血って？診断・治療はどうする？

◆結論から先に

- 溶血所見（表1）と直接 Coombs 試験陽性，他の疾患の除外で診断します．
- しばしば貧血がひどい状態で発症します．輸血の専門家のもとで検査が行われ，適切な製剤が選択できれば，輸血自体を恐れる必要はありません．
- 標準的治療（ステロイド）に比較的よく反応します．

◆そもそも，どんな病気？

- 赤血球膜上の抗原と反応する自己抗体が産生され，抗原抗体反応により赤血球が傷害を受け，赤血球寿命が著しく短縮（溶血）し，貧血をきたす病態です[1]．

表1 ◆ 溶血性貧血の診断基準

1. 臨床所見として，通常，貧血と黄疸を認め，しばしば脾腫を触知する．ヘモグロビン尿や胆石を伴うことがある．
2. 以下の検査所見がみられる．
    ①ヘモグロビン濃度低下
    ②網赤血球増加
    ③血清間接ビリルビン値上昇
    ④尿中・便中ウロビリン体増加
    ⑤血清ハプトグロビン値低下
    ⑥骨髄赤芽球増加
3. 貧血と黄疸を伴うが，溶血を主因としない他の疾患（巨赤芽球性貧血，骨髄異形成症候群，赤白血病，congenital dyserythropoietic anemia，肝胆道疾患，体質性黄疸など）を除外する．
4. 1.，2. によって溶血性貧血を疑い，3. によって他疾患を除外し，診断の確実性を増す．しかし，溶血性貧血の診断だけでは不十分であり，特異性の高い検査によって病型を確定する．

厚生労働省　特発性造血障害に関する調査研究班（平成16年度改訂）

［文献1より引用］

- 100万人に3〜10人程度のまれな疾患です[1].
- 病因,病態,経過,予後,好発年齢等の面で異なる特徴をもつ不均質な疾患群です.
- 表2に示す3つの病型がありますが,約7割は温式自己免疫性溶血性貧血(autoimmune hemolytic anemia:AIHA)です(狭義のAIHA).
- 続発性AIHAの原疾患は,全身性エリテマトーデス(SLE),リンパ増殖性疾患,後天性免疫不全症候群(acquired immunodeficiency syndrome:

表2 ◆ 自己免疫性溶血性貧血(AIHA)の診断基準

1. 溶血性貧血の診断基準を満たす.
2. 広スペクトル抗血清による直接Coombs試験が陽性である.
3. 同種免疫性溶血性貧血(不適合輸血,新生児溶血性疾患)および薬剤起因性免疫性溶血性貧血を除外する.
4. 1.〜3.によって診断するが,さらに抗赤血球自己抗体の反応至適温度によって,温式(37℃)の①と,冷式(4℃)の②および③に区分する.
   ①温式AIHA
    臨床像は症例差が大きい.特異抗血清による直接Coombs試験でIgGのみ,またはIgGと補体成分が検出されるのが原則であるが,抗補体または広スペクトル抗血清でのみ陽性のこともある.診断は②,③の除外によってもよい.
   ②寒冷凝集素症
    血清中に寒冷凝集素価の上昇があり,寒冷曝露による溶血の悪化や慢性溶血がみられる.直接Coombs試験では補体成分が検出される.
   ③発作性寒冷ヘモグロビン尿症
    ヘモグロビン尿を特徴とし,血清中に二相性溶血素(Donath-Landsteiner抗体)が検出される.
5. 以下によって経過分類と病因分類を行う
    急性:推定発病または診断から6ヵ月までに治癒する.
    慢性:推定発病または診断から6ヵ月以上遷延する.
    特発性:基礎疾患を認めない.
    続発性:先行または随伴する基礎疾患を認める.
6. 参考
   ①診断には赤血球の形態所見(球状赤血球,赤血球凝集など)も参考になる.
   ②温式AIHAでは,常用法による直接Coombs試験が陰性のことがある(Coombs陰性AIHA).この場合,患者赤血球結合IgGの定量が診断に有用である.
   ③特発性温式AIHAに特発性血小板減少性紫斑病(idiopathic thrombocytopenic purpura:ITP)が合併することがある(Evans症候群).また,寒冷凝集素価の上昇を伴う混合型もみられる.
   ④寒冷凝集素症での溶血は寒冷凝集素価と平行するとは限らず,低力価でも溶血症状を示すことがある(低力価寒冷凝集素症).
   ⑤自己抗体の性状の判定には抗体遊出法などを行う.
   ⑥基礎疾患には自己免疫疾患,リウマチ性疾患,リンパ増殖性疾患,免疫不全症,腫瘍,感染症(マイコプラズマ,ウイルス)などが含まれる.特発性で経過中にこれらの疾患が顕性化することがある.
   ⑦薬剤性AIHAでも広スペクトル抗血清による直接Coombs試験が陽性となるので留意する.診断には臨床経過,薬剤中止の影響,薬剤特異性抗体の検出などが参考になる.

厚生労働省 特発性造血障害に関する調査研究班(平成22年度一部改訂)

[文献1より引用]

- AIDS），骨髄異形成症候群，妊娠，骨髄移植・腎移植など，病態に免疫が関わるものです．
- 薬剤性AIHAの原因薬剤は，セファロスポリン系・ペニシリン系抗菌薬，メチルドパなどです．
- 特発性の寒冷凝集素症は高齢者に多く，続発性は感染症（マイコプラズマや伝染性単核球症）に伴い小児や若年成人に多いです．発作性寒冷ヘモグロビン尿症は，今は小児のウイルス感染に続発するものがほとんどです．

◆診断の鍵になるCoombs試験ってどんな検査？

- 赤血球抗体を検出する検査方法の1つで，抗グロブリン試験とも言います．Coombsさんが開発しました．
- 直接Coombs試験は赤血球表面に免疫グロブリン（IgG）や補体などが感作されているか否かを検査する方法で，間接Coombs試験は，血清中に浮遊している赤血球抗体を検出する方法です（図1）．
- 輸血検査にも使われます．間接Coombs試験は患者血漿（血清）中の不規則抗体（コラム1）を検出する上で最も重要な検査です．
- 温式AIHAは体温（37℃）付近で最大活性を示す温式抗体の存在で，直接Coombs試験が陽性になります．
- 冷式抗体は通常4℃で最大活性を示しますが，体温に近い条件でも反応する抗体の場合は，身体の一部が寒冷に曝露され血液が冷やされた際に溶血する冷式AIHAの病態となります．
- 溶血性貧血患者でIgGが赤血球表面に結合していても，少量のため検出されないことがあります（Coombs陰性AIHA）．
- 逆に，健常人でも少量のIgGが結合しているので，直接Coombs試験が陽性になる場合があります．溶血所見がなければ，多くの場合臨床的に意義はないとされています．

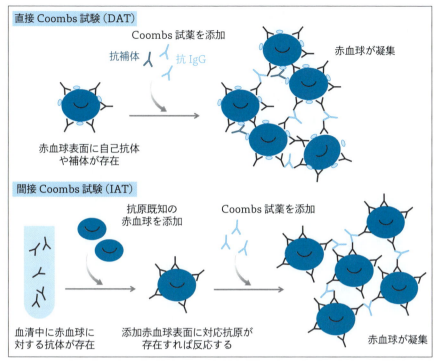

図1 ◆ Coombs試験

◆貧血がひどいが，輸血していいの？

- 可及的に輸血を避けることと言われてきました．入れても壊れるから意味がないということでしょうか？
- 筆者も血液内科で研修していた頃，クロスマッチ検査で適合血がみつからないから輸血するな，必要なら洗浄赤血球を使いなさいと教わりました．しかし，洗浄しても製剤中の赤血球が患者血漿中の抗体と反応するはずです．
- 実際は，適切な製剤を輸血すれば，輸血赤血球の寿命は自己赤血球とほぼ同じとされています[2]．輸血適応も他の疾患と変わりません．
- 不規則抗体を避けた赤血球製剤を選択します．AIHA患者は特に同種抗体が形成されやすく，約3割が不規則抗体陽性と報告されています[2]．また，Rh血液型も一致した製剤が望ましいです．Rh血液型は免疫原性

が高く不規則抗体が産生されやすいのです（コラム 2）．
- AIHA 患者さんの輸血検査は難しいですが，適切な検査をせずに輸血してしまうと，輸血後に採取した検体で自己血球か輸血された血球か区別がつかず，その後の検査に支障をきたします．
- 輸血中の観察，輸血後の効果判定と副作用の確認（特に溶血の増強）を忘れないでください．

> **コラム 1** －クロスマッチ検査は何を調べているの？－
> - 輸血の講義で ABO 型以外の血液型がいっぱいあり，拒絶反応を起こした先生も多いと思います．
> - ABO 血液型は自分の持たない抗原に対して規則性に自然抗体を保有するため，異型輸血が問題となります．一方，その他の多くの血液型に対しては，妊娠や輸血などの抗原刺激により抗体を産生します（不規則抗体）．
> - 不規則抗体を持つ患者さんに，対応する血液型陽性の赤血球製剤を輸血すると，遅延性溶血性輸血副作用を起こす恐れがあります．
> - 患者血漿中に不規則抗体が存在して，輸血しようとしている赤血球製剤が対応抗原陽性の場合，クロスマッチ検査で陽性になります．
> - しかし，AIHA の患者さんは赤血球全般に反応する抗体を持っているので，不規則抗体の有無に関係なく全ての赤血球製剤と反応します．

◆治療法は？

- 温式 AIHA では副腎皮質ステロイドが第一選択です．特発性の 8〜9 割はステロイド単独で管理が可能と考えられています[1]．プレドニゾロン換算で 1.0 mg/kg を，4 週を目安に投与し，以後漸減します．最終的に 5 mg/日程度の維持量に持って行きます．
- 第二選択として摘脾術，リツキシマブ免疫抑制薬が考慮されます．脾摘とリツキシマブ（リツキサン®）は短期の有効性が実証されています[1]．ただし，いずれも AIHA への保険適用はありません．
- 冷式 AIHA では，保温が最も基本的な管理となります．ステロイドの有

効性は病態によります．

Take Home Message

- AIHA の患者さんが来たら，輸血部門に早めに連絡して相談してください．それができない場合は，可能な限り輸血部門の充実した施設への転送を考慮してください．

コラム② －AIHA の患者さんが来た！
　　　　　　　　　そのとき輸血部門ではー

- 輸血認定技師など輸血専任の検査技師は，直接 Coombs 陽性時の検査の進め方をよく勉強しています．これから行う検査が大変なのがわかっているので，気合いを入れて準備します．
- まずは，3ヵ月以内に輸血歴がないことを確認します．
- 直接 Coombs 試験を行ったところ，確かに陽性（主に抗 IgG）でした．
- 患者赤血球に結合している抗体をはがして（解離），その抗体の特異性を調べます．温式 AIHA の多くは特異性がなく，全ての赤血球と反応します．
- 患者血漿（血清）中の不規則抗体を調べると，全ての赤血球試薬と反応してしまいました．
- 患者血漿（血清）中の自己抗体を，患者赤血球に吸収させて除去します．この血漿（血清）を用いて，再び不規則抗体を調べます．
- 患者赤血球の主要な血液型を調べます（モノクローナル抗体試薬等を用います）．
- 赤血球製剤の依頼に対し，適合血として ABO，RhD に加えて Rh 血液型抗原（C, E, c, e）も患者と一致する製剤を選択しました．不規則抗体が存在した場合は対応抗原陰性血を選択します．
- まれにですが，自己抗体に特異性がある場合は対応抗原が陰性の赤血球製剤を選択します．加えて同種抗体も共存する場合は，同種抗体に対応する抗原陰性血を優先します[3]．

（都立駒込病院　森山昌彦技師監修）

■ 文献

1) 金倉　譲ほか：自己免疫性溶血性貧血　診療の参照ガイド（平成 28 年度改訂版）．（http://zoketsushogaihan.com/file/guideline_H28/07.pdf）［参照 2017・9・20］
2) Petz LD：A physician's guide to transfusion in autoimmune haemolytic anaemia. Br J Haematol **124**：712-716, 2004
3) 奥田　誠ほか：赤血球型検査（赤血球系検査）ガイドライン（改訂 2 版）．（http://yuketsu.jstmct.or.jp/wp-content/uploads/2016/10/5bc721e299263f6d44e2215cbdffbfaf.pdf）［参照 2017・9・20］

4 健診で赤血球増多を指摘された

◆結論から先に

- 検診に含まれる赤血球数は，異常が検出されやすい項目の1つです．
- さまざまな基礎疾患により生じますが，その大多数は喫煙，肥満，精神的なものなどのいわゆるストレス性によるものです．
- まれに骨髄増殖性腫瘍や悪性腫瘍に伴う赤血球増多症が認められ，その鑑別が重要となります．
- 骨髄増殖性腫瘍の1つである慢性骨髄性白血病（chronic myelocytic leukemia：CML）の除外のために，末梢血 bcr-abl FISH 検査を念頭に置きます．
- 骨髄増殖性腫瘍では *JAK2* 変異により生じる真性赤血球増多症で赤血球増多が著明です．
- 治療は病態に合わせて行いますが，真性赤血球増多症では瀉血以外にハイドロキシウレアや JAK2 阻害薬も選択の1つとなります．

◆赤血球増多症の定義は？

- 定義は以下のとおりです[1]．

男性	女性
Hb＞18.5 g/dL	Hb＞16.5 g/dL

- ただし，性別以外にも年齢や地域性（例えば高地に在住する場合など）でも正常値が異なるので，それらを加味して判断することが時に求められます．

表1 ◆ 赤血球増多症の原因

相対的	脱水	摂取低下	水分摂取低下
		体液喪失	下痢（下剤使用），発汗，多尿（利尿薬使用，尿崩症，糖尿病）
		ストレス	生活習慣性（喫煙，脂質異常症，肥満など），精神性（神経質・高ストレス状態）
		血管外脱水	さまざまな疾患に伴うサイトカイン血症（血液貪食症候群など）
絶対的	1次性	骨髄腫瘍	真性多血症（本態性赤血球増多症）
	2次性	反応性	慢性肺疾患，心不全，心シャント エリスロポエチン増多症（腎癌など）

◆赤血球が増多する疾患は？

1 ▪ 相対的赤血球増多（表1）

- 相対的赤血球増多の基盤は脱水です．
- 摂取量低下，体液喪失，ストレス，血管外脱水などが含まれます．
- 体液喪失では，尿崩症や糖尿病などの疾患に加え，下剤，利尿薬などの多用に伴うものも含まれ，問診が大切です．
- ストレス性は生活習慣病や精神的要因などが原因で，循環血漿量が低下すると考えられています．
- 肥満度，喫煙歴，服薬歴，精神状態などの問診が大切です．
- ストレス性の診断は鑑別診断です．
- サイトカイン血症に伴う赤血球増多は，血管の透過性が亢進することにより血管内脱水を生じた結果です．

2 ▪ 絶対的赤血球増多（表1）

- 大きく分けて2つの病態があります．

1）1次性：骨髄異常による赤血球産生亢進

- 骨髄増殖性腫瘍：真性赤血球増多症（CML，本態性血小板血症）で認められます．

2）2次性：エリスロポエチン産生亢進

- 下記の疾患で認められます．

①低酸素により赤血球増多を呈する疾患：慢性呼吸不全，心不全など
②エリスロポエチン産生腫瘍：腎癌などの悪性腫瘍，子宮筋腫など

表2 ◆ 赤血球増多症の鑑別

	相対的	絶対的	
	脱水	1次性 真性赤血球増多症	2次性赤血球増多症
循環赤血球量	↓	↑	↑
MCV 値	〜〜↑	〜〜↓	〜
白血球	↑	〜〜↑	〜
血小板	〜	〜〜↑	〜
脾腫	〜	++	+
動脈酸素飽和度	〜	92％以上	基礎疾患による
エリスロポエチン値	〜	↓	
血清尿酸値	〜〜↑	↑	〜〜↑
血清 LDH 値	〜	↑	〜〜↑
血清ヒスタミン値	〜	↑	〜〜↑

［文献2より引用］

◆赤血球増多症の鑑別は？

- 相対的赤血球増多症は鑑別診断となりますが，目安として表2に挙げた項目が参考になります[2]．

◆赤血球増多症の治療は？

- 相対的赤血球増多症
① 脱水に対して加療を行います．
② 可能性のある薬剤を中止，変更します．
③ 生活習慣病では，禁煙，体重減少などの生活指導，食事指導を行います．
④ Hb が 20 g/dL 以上を継続したり，粘稠度亢進による自覚症状が持続する場合には瀉血を行います．
- 絶対的赤血球増多症
① 真性赤血球増多症：下記参照．
② エリスロポエチン産生腫瘍：腫瘍摘出すると多血症は改善します．

◆真性赤血球増多症の病態は？

- 骨髄における幹細胞異常に伴う赤血球の自立性増殖が，その病態の主体

です．
- 真性赤血球増多症の 90％以上の症例で，*JAK2V617F* 変異が陽性になります．この異常により恒常的に骨髄幹細胞の活性化が生じて，赤血球系の異常造血が生じます[3]．

◆真性赤血球増多症の診断は？

- CML を除外するために，念のため末梢血 bcr-abl FISH 検査を行います．
- 診断基準は表 3[4] に示したように，大項目と小項目の組み合わせで診断します．
- 骨髄増殖性腫瘍の中で，真性赤血球増多症との鑑別では，CML は bcr-abl が陽性を示すことで鑑別可能です（末梢血の FISH 検査で確認します）．
- 本態性血小板血症の診断を表 3[4] に記載しましたが，*JAK2V617F* 変異は 60〜65％に認められることなど，実臨床では時に鑑別が困難な症例

表 3 ◆ 真性赤血球増多症と本態性血小板血症の診断基準

真性赤血球増多症	本態性血小板血症
大項目	大項目
1. ヘモグロビン（Hb）>18.5 g/dL（男性） ヘモグロビン>16.5 g/dL（女性） もしくは ・ヘモグロビンもしくはヘマトクリットが年齢，性別，地域性を加味した値の 99％以上を示すか ・男性で赤血球量が健常人予想値の 25％を超えるか ・ヘモグロビン >17 g/dL（男性），ヘモグロビン >15 g/dL（女性）を示し，鉄剤投与以外で患者基準値から 2 g/dL 以上漸増 2. *JAK2V617F* もしくは *JAK2exon 12* 変異を認める	1. 血小板数が持続的に≧45 万 /μL 2. 大型化した成熟巨核球の増加 3. 慢性骨髄性白血病（CML），真性赤血球増多症，原発性骨髄線維症，骨髄異形成症候群あるいは他の骨髄系腫瘍の WHO の診断基準に合致しない 4. *JAK2V617F* 変異あるいは他のクローン性マーカーが存在する もしくは反応性血小板増加の証拠がない
小項目	小項目
1. 骨髄で 3 系統の血球増殖 2. 血清エリスロポエチンがほぼ正常 3. 赤芽球の自立性増殖	
・大項目 2 項目＋小項目 1 項目 ・大項目 1 項目＋小項目 2 項目	・大項目 4 項目の全てを満たす

［文献 4 より引用］

を経験します．

◆真性赤血球増多症の臨床的特徴は？

- 診断時年齢中央値は60歳，やや男性に多いとされています．
- 臨床症状は粘稠度による随伴症状が出現します．
- 自覚症状：頭重感，目まい，倦怠感，耳鳴，発汗異常など
- 他覚症状：赤ら顔，高血圧症，皮膚掻痒症，消化性潰瘍，肝脾腫，血栓症など
- 特に脾腫は70％，肝臓腫大は40％に出現します（鑑別として重要）．
- 経過により骨髄不全，2次性の骨髄線維症，白血病化に進展する症例が存在します．

◆真性赤血球増多症の検査所見の特徴は？

- 基本的には正球性正色素性貧血です．
- ただし，造血能亢進により相対的鉄不足となり小球性低色素性貧血を呈する症例が存在します（鑑別としても重要）．
- 末梢血：顆粒球，好塩基球，血小板増加
- 骨髄：3血球系統における過形成，赤血球造血の亢進，巨大・多分葉化核を有する成熟巨核球の増加，集簇
- 染色体異常：20％前後に認めます．
- 高ヒスタミン血症，高尿酸血症，高LDH血症
- 血小板増多症例：血小板凝集能低下，APTT，出血時間延長（出血を呈する患者も存在します）

◆真性赤血球増多症の治療は？

- 瀉血が基本ですが，患者の状況に合わせて治療を併用，変更します[5]．

1 ▪ 瀉血
- 1回に200〜400 mLの瀉血し，Ht値45％未満を目指します．
- 瀉血の頻度は週に数回から2，3ヵ月に1回程度で調整します．
- 瀉血時には脱水となるので，同等程度の補液も合わせて行います．
- 瀉血により死亡・血栓イベントの発生率を有意に低下させます．
- ただし，わが国における治療目標値であるHt値45％未満の妥当性の検討はなされていません．

2 ▪ 少量アスピリン療法
- 真性赤血球増多症の主たる死因の1つは血栓症です．
- 血栓の既往例があったり，脂質異常症や高血圧などの血栓リスクを有する血栓の高リスク群では，少量アスピリン投与を考慮します．

3 ▪ 抗腫瘍剤
- 血栓症の高リスク群や瀉血では対応しきれない症例などに対して，ハイドロキシウレアを考慮します．
- 500〜2,000 mg/日程度をデータに合わせて投与します．

4 ▪ JAK2阻害薬
- 真性赤血球増多症は*JAK2*変異が原因と考えられているため，骨髄線維症でも用いられるルキソリチニブが有効な治療法です．
- ハイドキシウレア耐性・不耐容症例が対象となりますが，約60％が完全寛解に達したという報告もあります．

◆赤血球増多症の予後は？

- 相対的赤血球増多症の予後は，一般人と変わりないと考えられています．
- 真性赤血球増多症は，一般的な予後より不良傾向を示します．
- 真性赤血球増多症では年齢，静脈血栓症，2次性骨髄線維症や白血病移行，染色体異常などが予後因子です．

Take Home Message
- 赤血球増多症は相対的および絶対的の2つに分類され，主として前者は生活習慣病から利尿薬や下剤の服用や多彩な基礎疾患によるもの，後者

- は骨髄増殖性腫瘍によるものです.
- そのため,多岐にわたる疾患を入れた問診,検査が必要となります.
- 骨髄障害では,骨髄増殖性腫瘍の鑑別が必要で,血清エリスロポエチンや bcr-abl FISH 検査,JAK2 検査などが重要です.
- 診断に苦慮する場合には,積極的に血液専門医に相談することも大切です.

文献

1) WHO Classification of Tumours of Haematopoietic and Lymphoid, 4th ed, Swerdlow SH et al (eds), IARC, Lyon, 2008
2) 小松則夫:ストレス赤血球増加症の病態と鑑別.医事新報 4351:89, 2008
3) Nangalia J et al:Somatic *CALR* Mutations in Myeloproliferative Neoplasms with Nonmutated *JAK2*. N Engl J Med 369:2391-2405, 2013
4) 造血器腫瘍診療ガイドライン 2013 年版,日本血液学会(編).(http://www.jshem.or.jp/modules/medical/index.php?content_id=2)[参照 2017・9・20]
5) 竹中克斗:MPN の分子病態・診断・治療の進歩.臨血 57:1944-1955, 2016

5 鉄剤で嘔気，継続できない

◆結論から先に

- 経口鉄剤の内服には消化器症状がつきものですが，内服方法や適切な剤型選択によって，ほとんどの場合は治療を完遂することができます．
- 鉄剤の内服をはじめる前には，事前に患者さんに起こりうる副作用とその対処法について説明し，医師患者間のコミュニケーションを確立していくことが最も重要です．
- どうやっても内服が継続できない場合や，特殊な病態のときに，はじめて静注療法を考慮します．
- 静注療法を行う際には，鉄過剰症に注意して，必要量を短期間の投与で終了することが肝要です．

◆鉄剤が嘔気で継続できない！

- 鉄欠乏性貧血は，日常診療で最も高頻度に出会う貧血です．血清フェリチンの低下を伴う小球性貧血が特徴で，診断は比較的容易かと思います（勿論，どうして鉄欠乏性貧血になったかの背景疾患の検索は必要です…）．
- 鉄の内服補充療法を行った際に，最も高頻度（約1割程度）に起こるのが，消化器症状（悪心，便秘，腹部不快感，腹痛，下痢，嘔吐など）です．この副作用をうまくコントロールできないと，患者さんの服薬アドヒアランスが低下して治療効果が半減してしまいます．

◆鉄代謝の基礎知識

- 必要最低限の鉄代謝に関する知識を確認しておきましょう（図1）．
- 体内を循環する鉄の多くは，老廃赤血球が網内系で処理されて放出され

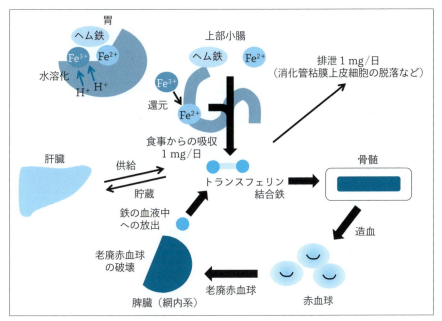

図1 ◆ 生体内における鉄代謝の概要

る鉄由来で，半閉鎖系の循環経路となっています．このため，食事で吸収すべき鉄必要量は排泄による喪失分とバランスをとるために成人男性で1日1mg程度とされています．

- 食事中に含まれる鉄はヘム鉄と非ヘム鉄（イオン化鉄）に分けられます．いずれも小腸から吸収されますが，非ヘム鉄はより吸収されにくい性質があります．非ヘム鉄はさらに二価鉄（第一鉄）と三価鉄（第二鉄）に分けられ，三価鉄は中性液中では難溶性で吸収されにくく，胃酸の強酸下において水溶化し，上部小腸で二価鉄に還元されることで吸収されます．

◆鉄剤を知ろう

- 鉄欠乏性貧血を治療する際には，鉄剤の種類と特徴をしっかりと把握しておく必要があります．現在使用できる鉄剤とその特徴を簡単に表にま

表1 ◆ わが国で使用しうる鉄剤

一般名	商品名	鉄含有量	特徴	内服方法
経口用				
乾燥硫酸鉄	フェロ・グラデュメット®	105 mg/tab	徐放性	空腹時〜食直後
	テツクール徐放錠®	100 mg/tab		
フマル酸第一鉄	フェルム®	100 mg/cap	徐放性	空腹時〜食直後
クエン酸第一鉄ナトリウム	フェロミア®	50 mg/tab	非イオン型	食直後
溶性ピロリン酸第二鉄	インクレミン®	6 mg/mL	シロップ/小児用	
静注用				
含糖酸化鉄	フェジン®	40 mg/2 mL		

とめました（表1）．それぞれの特徴を理解しておくことが，使い分けには重要です．
- まずは，最も多く用いられている経口鉄剤の特徴について，以下のとおり，それぞれまとめてみます．
- 現在使用可能な乾燥硫酸鉄（フェロ・グラデュメット®/テツクール®）やフマル酸第一鉄（フェルム®）は徐放剤です．徐放性なので胃の中で急速に鉄が放出されることがなく，胃粘膜への刺激が少なくて空腹時内服が可能です．しかし，吸収に関しては胃酸の影響を受けるので，食後では吸収効率が下がりますし，制酸薬とは内服時間を離す必要があります．
- 一方，クエン酸第一鉄ナトリウム（フェロミア®）は低分子キレートのまま小腸で吸収されるため，胃の酸度に影響されず安定した吸収が得られます．また，非イオン型の鉄剤なので，胃粘膜を刺激する鉄イオンの遊離がなく，消化器症状が抑えられることも期待されます．胃切除後の鉄欠乏性貧血では根本的に胃酸の分泌が減少しているため，胃酸の影響を受けにくいクエン酸第一鉄ナトリウムが第一選択薬となるでしょう．
- 溶性ピロリン酸第二鉄（インクレミン®）の特徴は，シロップ剤であることです．甘味がついていて比較的内服しやすく，小児にも処方されます．鉄剤特有の金属味が苦手な場合には使用を考慮してもいいでしょうが，後味はやはり鉄の味があります．加えて副作用の消化器症状も比較的少ない印象があります．いいこと尽くめに思えますが，基本的には小

児用なので，大人にとっては補充鉄量としてやや少なくなってしまうのが，欠点です．また，この薬剤も胃酸の影響を受けるため，徐放薬と同様の注意が必要です．また，鉄による舌の色調変化を気にする患者さんがいるかもしれません．

◆どうして内服できないのだろう？

- 鉄剤を内服できない患者さんに出会った場合，どうして内服できないのか原因をしっかりと確認しましょう．どのような症状がどのタイミングで起きているのか，食事と内服の時間関係などをしっかり聴取することでより適切な対応をとれます．
- そもそも鉄剤を処方する際には，起こりうる消化器症状について事前にしっかりと説明することが重要です．
- 鉄剤を内服すると便が黒くなることが有名ですが，事前に伝えておかないとビックリして患者さんが内服をやめてしまうこともあります．鉄剤の内服は，貯蔵鉄の改善がみられるまで数ヵ月の内服期間が必要なので，医師患者間のコミュニケーションをしっかりとることが治療成功に直結するのです．

◆うまく内服してもらう方法

- 患者さんにうまく内服してもらう方法について列挙してみます．

①空腹時から食直後へ内服時間を変更する：食事によって鉄の消化管粘膜への刺激を軽減されます．ただし，食直後は胃の酸度が低下するため，吸収効率は低下します．
②就寝前に内服する：悪心症状は鉄剤内服後30〜60分で出現すると言われているため，寝ていれば問題ありません．
③分割内服をする：消化器症状の副作用は，用量依存の傾向があります．
④投与量を減量する：③と同様の理由です．
⑤薬の種類を変更する：味が苦手な場合はカプセル剤やシロップなどへ変更します．

⑥胃薬を併用する：吸収効率を考えて，制酸薬ではなく粘膜保護薬がよい適応です．
⑦様子をみる：症状が軽度であれば，次第に慣れていく方も多くいます．

- なお，ビタミンCは鉄の吸収を助けるため，鉄剤と併用する場合もありますが，消化器症状が強く出る場合もあるため，注意が必要です．
- また，お茶に含まれるタンニンは鉄と高分子キレートを形成して吸収を阻害するために，以前は鉄剤をお茶で内服することは禁忌とされてきましたが，鉄欠乏性貧血では鉄吸収率が亢進しており，鉄剤に含まれる鉄量が大量であることから，実際の治療効果には影響を及ぼさないことが報告されています[1]．したがって，鉄剤の内服に際して取り立ててお茶を禁じる必要性はないと考えます．

◆駄目なときは注射薬

- 通常の鉄欠乏性貧血で静注療法が必要となる場合は，まれだと考えてよいでしょう．前項のような手段を講じても内服が難しい場合に，はじめて考慮します．
- 注射薬の適応としては，他には以下の場合が考えられます．

①出血など，鉄の損失が多いために経口鉄剤では間に合わない場合
②消化器疾患で内服治療が不適切な場合（炎症性腸疾患では吸収効率が低下するばかりでなく，過剰鉄が活性酸素を誘導して腸管の炎症を増悪させることがあるため，可能な限り静注療法を選択します）
③鉄吸収が極めて悪い場合
④透析や自己血輸血の際の鉄補給が必要な場合

◆静注療法の実際

- 注射薬を開始するに当たっては，鉄過剰に陥らぬように必要な総鉄投与量を計算します．計算方法には

① $\{2.72 \times (16-Hb) + 17\} \times 体重\ kg$ [2]
② $(16-Hb)/100 \times 3.4 \times 65 \times 体重\ kg + 500$ [3]

③（15−Hb）×体重 kg×3[4)]

があります．

- 計算した総投与量を，1 日当たりの鉄として 40〜120 mg ずつ投与し，必要量に達すれば治療を打ち切ります．
- 鉄剤の希釈にはブドウ糖液を用います．また，まれにアナフィラキシーを起こすことがあるので，投与初回は特に厳重な管理下で行うべきです．
- 内服療法と静注療法のどちらの方がより早い効果が得られるのでしょうか？ 両者の治療開始 2 ヵ月後の治療効果について検討したメタアナリシスでは，静注療法で網状赤血球数と血清フェリチンは有意に上昇するものの，ヘモグロビン，ヘマトクリットの上昇に有意差はないと報告されています[5)]．内服治療は安価であり，やはり静注療法は症例を絞って行うべきでしょう．
- ちなみに，静注療法直後に経口内服を行っても鉄による粘膜ブロックが起きて，ほとんど吸収されないため意味がありません．
- 静脈内投与直後には血清フェリチンは一時的に上昇するため，治療後の貯蔵鉄レベルの評価は投与終了 2 週間程度後に測定するほうがよいでしょう．

Take Home Message

- 経口鉄剤開始時には，事前に起こりうる副作用と対処法について十分説明しておきます．
- 内服困難時は状況に応じて①内服時間・量の調整，②剤型の調整，③粘膜保護剤の追加を考慮します．
- それでも駄目な場合は，静注療法を考慮します．静注療法に際しては，鉄過剰症に注意します．

文献

1) 鉄剤の適正使用による貧血治療指針，日本鉄バイオサイエンス学会治療指針作成委員会（編），響文社，札幌，改訂第 2 版，2009
2) 中尾喜久ほか：鉄欠乏性貧血の治療，とくに非経口鉄剤の応用について．日臨 14：843-852，1956
3) 内田立身ほか：鉄欠乏性貧血の静注療法における鉄投与量の再検討．臨血 37：123-128，

1996
4) Lee GR : Iron deficiency and iron defeciency anemia. Wintrobe's Clinical Hematology, 10th ed, Lee GR et al (eds), Lippincott Williams and Wilkins, Philadelphia, pp.79-1010, 1999
5) Notebaert E et al : Short-term benefits and risks of intravenous iron; a systemic review and meta-analysis. Transfusion 47 : 1905-1918, 2007

6 ビタミン B_{12} 欠乏症,内服投与でもよい？

◆結論から先に

- 巨赤芽球性貧血に対するメコバラミン補充は，筋肉内注射が標準的でしたが，内服投与でも有効だとする報告が複数出ています．
- ただし，年単位で効果が持続するか？　については，まだ結論が出ていません．
- したがって，「ビタミン B_{12} 欠乏症に対して，内服薬で治療を行うことは妥当だが，定期的な経過観察を行い，貧血や神経症状の再発に注意が必要」と考えられます[1]．
- 内服治療と注射治療，それぞれがより適しているケースがあるので，個別にどうするか考えることが好ましいと思われます．
- ビタミン B_{12} 欠乏では，貧血のほか，神経障害も出現しますが，こちらは非可逆的になることもあるので，治療中断は避けなければなりません．
- 海外からは，治療を注射から内服へ変更すると，医療コスト削減効果がある，と報告されています．しかしこれは，日本では当てはまらないようです．
- メチコバール®錠の効能効果は，「末梢神経障害」です．建前だけで言うと，「巨赤芽球性貧血」をメチコバール®錠で治療すると保険適用外使用です．

◆なぜ，ビタミン B_{12} が欠乏するのか？

- ビタミン B_{12} 欠乏は，ほとんどの場合，吸収の異常です．ビタミン B_{12} の摂取不足は，極端な菜食主義でない限りまず起きません．
- 吸収異常が起こるのは，以下の3つの場合です．

①吸収に必要な内因子を出す胃の異常

②ビタミン B_{12} を吸収する回腸末端の異常
③内因子に対する自己抗体（悪性貧血）

頻度としては③が最多で全体の 2/3 を占めます．残り 1/3 の大部分が手術での胃摘出などの胃の異常です．

- 理論的には，吸収障害に対して内服治療しても無駄，ということになりますので，従来は筋肉内注射のみが補充療法として有効と考えられていました．

◆本当に内服だと吸収されないのか？

- 実は，吸収障害があっても，ビタミン B_{12} を大量に経口摂取すると，濃度勾配に従って 1〜2% が吸収されます．
- 1日に食事から摂取すべきビタミン B_{12} の必要量は $2.0\,\mu g$ とされており，うち消化管から体内へ吸収される量は $1.0\,\mu g$ です．濃度勾配に従って吸収されるビタミン B_{12} を内服量の 1% とすると，1日 $100\,\mu g$ 摂取すれば十分ということになります．理論的にはメコバラミン $500\,\mu g$ 錠を1日1錠摂取すると，ビタミン B_{12} 欠乏が十分解消できることになります．
- 欠乏症の治療となれば，これよりも多い量が必要です．最低でも1日 $600\,\mu g$ 以上，通常は1日 $1,000\,\mu g$ 以上の摂取で，筋肉内注射と同等の血中濃度が得られると報告されています．

◆実際に内服で効くのか？

- 筋肉内注射と内服での治療を直接比較した報告は，2つあります．いずれも，貧血の治療効果やビタミン B_{12} 血中濃度は両者で同等だった，と結論づけられています．
- 内服での投与量は，1つめの報告では治療開始からずっと連日 $2,000\,\mu g$[2]，2つめの報告では当初 10 日間連日 $1,000\,\mu g$，次の1ヵ月は週1回 $1,000\,\mu g$，以後は月1回 $1,000\,\mu g$ でした[3]．
- これら報告での最大の問題点は，観察期間の短さです．1つめの報告では4ヵ月間，2つめでは3ヵ月間しか経過をみていないので，それ以上

の期間で有効性が持続するかどうかは，実際のところ不明なのです．

◆諸外国ではどう治療されているのか？

- カナダとスウェーデンでは，大部分のビタミン B_{12} 欠乏症患者さんが，内服で治療されているようですが，日本を含むその他の国では，ビタミン B_{12} の筋肉内注射がまだ一般的なようです．意外と医者は保守的なのかもしれません．

◆内服治療は医療コストの削減につながるのか？

- カナダのアルバータ州から，筋肉内投与に替わって内服での治療を行うと，医療費の削減につながる，との試算が報告されています[4]．
- この試算の基になっているコスト一覧には，「メコバラミン錠 500 μg は 16 セント，メコバラミン注射薬 500 μg は 75 セント，薬局で薬剤師が行う筋肉内注射の手技料は 20 ドル，診療所で行われる筋肉内注射の手技料は 10 ドル 30 セント，医師の診察料は 35 ドル 91 セント」などと記載されています（※ 2016 年 9 月 14 日のレートで 1 カナダドル = 78 円）．
- では，わが国ではどうでしょうか？ 薬価はカナダとほぼ同等なのですが，手技料と診察料が大きく違います．わが国の保険診療では，外来での筋肉内注射が材料費込みで 20 点 = 200 円で，カナダからの報告の 1/8 程度です．また，病院での再診料は 73 点 = 730 円で，カナダからの報告の 1/4 程度です．
- 以上から，わが国での治療に関わるコストは以下の通りです（検査料と処方せん料は計算から除きました）．

① 1 日 2,000 μg 連日内服で治療を行うと，薬剤費は年間およそ 8,200 円です．3 ヵ月に 1 度診察に入るとして，再診料を加えると 10,000 円程度です．
② 注射での治療だと，初年度は年間 30 回の注射が必要ですので，再診料と注射手技料込みで年間 30,000 円程度になります．しかし，2 年

目以降，3ヵ月に1度の注射で治療すると，薬剤費と注射手技料で年間1,200円程度，4回の再診料を加えても年間4,200円程度です．
③したがって，ずっと注射で治療した場合，4年を過ぎると内服よりも安くなる計算です．

- 医療者の人的コストが諸外国と比較して安く値付けされているわが国では，診療報酬ベースで計算すると，筋肉内注射の方が安くなりうることになります．

◆注射よりも内服が優れているのか？

- 内服治療は，針を刺さずに済むので痛みがない，という一点に関して明らかに優れています．また，筋肉内出血のリスクがありませんので，出血性疾患を合併している場合や，他疾患の治療として抗凝固薬や抗血小板薬を内服している場合は，筋肉内注射よりも内服投与が明らかに好ましいでしょう．
- 一方，内服治療では毎日薬を飲まなければなりません．他に慢性疾患があり，既に内服薬を定期的に飲んでいれば別ですが，新規に「死ぬまでずっと飲む薬」をはじめることは，患者さんにとって相当ハードルが高いかもしれません．
- これに対して，維持療法期の筋肉内注射は，1～3ヵ月に一度です．したがって，筋肉内注射を好む患者さんもいると予想されます．
- 既に他疾患の治療を通して，服薬アドヒアランスがよくないことがわかっている患者さんは，筋肉内注射が好ましいかも知れません．
- また，以前から筋肉内注射で治療されており，特に問題を感じていない患者さんに関しても，内服への切り替えをあえて行う理由は少ないかも知れません．ちなみに，注射から切り替えた場合の内服治療については，有効性を検討したデータがありません．
- 内服治療と筋肉内注射，それぞれの特徴を，完全な主観でまとめました（表1）．両者の特徴を考えながら，個々の患者さんに対して，ご本人の希望も踏まえつつ，内服と注射のどちらかを選択することが現実的と考えます．

表1 ◆ ビタミン B_{12} 欠乏症への筋肉内注射と内服治療の特徴の比較

	短期的効果	長期的効果	安全性（内出血など）	患者さんの負担			
				コスト	通院回数	痛み	煩しさ
筋肉内注射	○	○	○〜×	日本では○	○〜△	×	軽
内服治療	○	不明	○	日本では×	○〜△	○	重

◆個人的に考えていること（私の本音）

- 先ほど，服薬アドヒアランスの低い患者さんには，内服治療は適さない，と書きました．しかし実際には，貧血以外の症状（神経障害，味覚障害など）を伴わない場合，ビタミン B_{12} 補充療法に高いアドヒアランスを求める必要はあまりない，と個人的には考えます．
- 体内に貯蔵されているビタミン B_{12} が完全に欠乏するには，年単位の時間が必要です．ビタミン B_{12} 欠乏の治療において，初期のローディングさえきちんと終了すれば，再度ビタミン B_{12} が欠乏するまでに相当の時間がかかります．さらに，仮に欠乏が生じても，いきなり致死的・不可逆的な症状を呈することはほぼありません．以上から，最初のローディングさえしっかりできていれば，多少アドヒアランスが悪くても（「多少」です），大きな影響は出ないはずです（患者さんへ面と向かってそう言うことはありませんが）．

◆他の血液内科医に聞いてみたところ…

- ここまで自分の経験を基に原稿を書きましたが，当院の同僚の血液内科医に聞いてみたところ，内服治療を自己中断してしまい，その後注射に切り替えた患者さんが複数名いるようです．
- 自分の経験では，注射で治療を行い，自己中断した患者さんはいません（他の医師からも，注射中断例の話は出ませんでした）．内服治療には「治療としての重み」が足りないのかも知れません．
- 長期間の治療中断で，神経障害が出現・再燃すると，改善しないことがあるので，この点は注意が必要です．

Take Home Message

- ビタミン B_{12} の補充は内服でも可能です.
- 治療中断しづらい方法を患者さん個々に考えましょう.

文献

1) Vidal-Alaball J et al：Oral vitamin B_{12} versus intramuscular vitamin B_{12} for vitamin B_{12} deficiency. Cochrane Database of Systematic Reviews 2005, Issue 3. Art. No.：CD004655. DOI：10.1002/14651858.CD004655.pub2.
2) Kuzminski AM et al：Effective treatment of cobalamin deficiency with oral cobalamin. Blood 92：1191-1198, 1998
3) Bolaman Z et al：Oral versus intramuscular cobalamin treatment in megaloblastic anemia：a single-center, prospective, randomized, open-label study. Clin Ther 25：3124-3134, 2003
4) Houle SKD et al：Should vitamin B_{12} tablets be included in more Canadian drug formularies? An economic model of the cost-saving potential from increased utilisation of oral versus intramuscular vitamin B_{12} maintenance therapy for alberta seniors. BMJ Open 4：e004501, 2014

7 大酒家の葉酸欠乏症．葉酸を投与すれば大丈夫？

◆結論から先に

- 大酒家の貧血では吸収障害，摂取不足などのため，葉酸に加え，ビタミン B_{12} や鉄分も不足している可能性があります．
- ビタミン B_{12} 欠乏合併例に対して葉酸のみ補充した場合，ビタミン B_{12} 欠乏に伴う神経障害の出現悪化をみたという報告もあるので，注意が必要です．

◆大酒家とは？

- アルコール医学生物学研究会の基準では，"常習飲酒家"は1日平均日本酒3合（エタノール60 g）以上を5年以上の飲酒歴，"大酒家"は，1日平均日本酒5合（エタノール100 g）以上を10年以上の飲酒歴，と定義されています．
- 肝臓，膵臓のみならず，消化管，神経系，循環器系，代謝，造血器などに多彩な臓器障害をきたします．本項では葉酸欠乏，巨赤芽球性貧血に絞って話を進めます．

◆葉酸欠乏でなにが起こるか？

- 葉酸，ビタミン B_{12} とも，ピリミジン合成に必要な補酵素として作用するメチレンテトラヒドロ葉酸（methylenetetrahydrofolate：THF）の産生に関わっているため，欠乏すると DNA 合成障害が起こります（図1）．
- 葉酸欠乏，ビタミン B_{12} 欠乏で起きる徴候の代表が巨赤芽球性貧血と神経障害ですが，神経障害は葉酸欠乏ではほとんど起きません．理由として，葉酸欠乏の方が低栄養など他の症状所見で気づかれやすいこと，発

- 症が比較的急速であることが挙げられます．
- 巨赤芽球性貧血の本態は，DNA合成障害により生じた異常血球が骨髄内で破壊される"無効造血"です．貧血の出現に先行して大型の赤血球が出現し平均赤血球容積（MCV）が徐々に上昇，進むとMCV > 110 fLとなり，白血球，血小板も軽度低下します．乳酸脱水素酵素（LDH）も著増し，1,000 U/L以上となることもあります．網赤血球は典型例では上昇しません．
- 汎血球減少，LDH著増に加え，巨大好中球や過分葉好中球などの形態異常をきたし，骨髄では成熟の悪い大型の核を持つ赤芽球（巨赤芽球性変化）も出現します．そのため骨髄異形成症候群や，急性白血病と間違えられることもあります．

◆葉酸欠乏はなぜ起きるか？

- 葉酸欠乏の原因としてはアルコール，摂取不足，吸収障害，需要増大（授乳，溶血など），薬剤などが挙げられます．
- ビタミンB_{12}は主に肝臓に約2.5 mg蓄えられていますが，1日の損失量は1 μgと非常に少ないため，完全に供給が止まっても欠乏に至るには数年かかります．一方，葉酸は主に肝臓で約7.5 mg程度蓄えられているものの，健常人でも便中に1日200 μgは排泄されるため，供給が途絶えた場合2〜3ヵ月で枯渇します．ただし実際には，通常の食事中の葉酸含有量は排泄量の数倍あるため，摂取不足のみで葉酸欠乏となることはまれです．
- また，ビタミンB_{12}が胃壁細胞から分泌される内因子と結合し，回腸末端から吸収されるという単一のシステムで吸収されるのに対し，葉酸は上部小腸，回腸で複数のシステムで吸収されます．吸収障害が原因で葉酸欠乏となることは，広範な部位での吸収障害をきたす疾患に限られるため，多くはありません．
- 実際にはアルコール + 摂取不足など，複数の病因が関連して発症することが多いです．

◆アルコールで葉酸欠乏がなぜ起きるか？

- アルコールは直接腸管細胞を傷害するため葉酸の吸収障害を起こし，さらに食事摂取量自体も低下させることで組織中の葉酸を低下させます．葉酸分解を促進し，活性を低下させる可能性も指摘されています．
- 葉酸欠乏の大部分にアルコールが関与しているので，葉酸欠乏をきたす他の因子が明らかな場合でも，アルコールの関与は常に疑わなければなりません．
- とはいえ，先進国では栄養状態が改善したこともあって，大酒家でも実際に臨床的に問題となる葉酸欠乏をきたすことはまれです．実際に2000年のわが国の報告では，巨赤芽球性貧血の患者中の2%のみが葉酸欠乏であったと報告されています[1]．

◆検査値の注意点

- 血清葉酸値は摂取葉酸量の影響を直接受けるので，組織中の葉酸を正確に反映せず，赤血球中の葉酸値の方が組織中の葉酸量を正確に判定すると言われています．ただし，測定の煩雑さのため測定誤差が生ずること，血清葉酸値の測定値と大抵は大きくずれないことから，一般的には血清葉酸値のみ測定されています．
- 葉酸欠乏の定義は教科書的には血清葉酸値 < 2.5 ng/mL です．ただし 2.5 〜 5.0 ng/mL でも葉酸欠乏の症状をきたす例もあり，溶血などで赤血球中の葉酸が放出され，見かけ上の高値となることもあります．そのためか施設，検査会社により正常値はまちまちです（例えばS社の正常値は 4.0 ng/mL 以上，B社では 3.6 ng/mL 以上）．
- 注意すべきこととして，大酒家では健常人と比較し有意に血清ビタミン B_{12} が見かけ上，高値になると報告されており[2]，それどころか，真のビタミン B_{12} 欠乏があっても測定値が低値を示さない例もあります[3,4]．さらに，血清葉酸低値，ビタミン B_{12} 正常値と言う，一見葉酸欠乏を強く疑わせるものの，ビタミン B_{12} の補充のみで改善した例も報告されています[4]．

- ビタミンB_{12}欠乏時の葉酸補充に関しては，ビタミンB_{12}欠乏によって神経障害の顕在化，悪化を認める可能性があるため禁忌と言われています．しかし上記のとおり，検査所見が葉酸，ビタミンB_{12}の状態を正確に反映しないこともあります．ビタミンB_{12}欠乏の合併を除外するのに有力なマーカーはないのでしょうか？
- その答えとして，ホモシステイン，メチルマロニルCoAの上昇（図1）や，holo-TCⅡ［血液中でビタミンB_{12}と結合し細胞への供給を助けるトランスコバラミンⅡ（TCⅡ）と，ビタミンB_{12}の結合体］の低下がマーカーとなり得るとも言われています．しかしこれらの検査は，感度は高いものの特異度が低いため，わが国ではほとんど測定されていません．

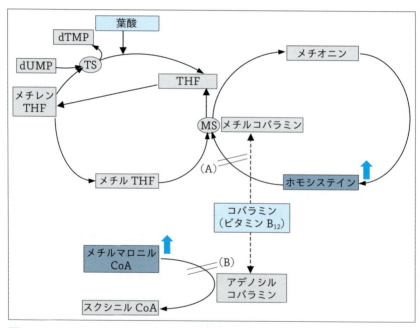

図1 ◆ one-carbon metabolism（葉酸-メチオニン代謝系）
葉酸，ビタミンB_{12}のいずれかが欠乏すると，チミジル酸合成酵素（thymidylate synthase：TS）が機能しなくなるため，dUMPからdTMPへの変換が行われなくなり，DNA合成が阻害される．またこの際，メチオニン合成酵素（methionine synthase：MS）が機能しなくなるため，図中（A）の過程が進まなくなり，ホモシステインが上昇する．ビタミンB_{12}欠乏の場合はさらに図中（B）の過程が進まなくなるため，メチルマロニルCoAも上昇する．

- 実臨床では，大酒家の葉酸欠乏が疑われる巨赤芽球性貧血を認めた場合は，ビタミン B_{12} を先行投与，または葉酸と同時投与を開始するのが無難な選択かも知れません．単独投与した場合も，ビタミン B_{12} 欠乏併存の可能性を念頭におき，神経障害の発症に注意を払わねばなりません．
- ちなみに鉄欠乏を合併すると骨髄中の巨赤芽球性変化は目立たなくなり，MCV も上昇しないことがあるため，葉酸欠乏の診断が難しい場合があります．しかも鉄欠乏のマーカーは Fe 低下，TIBC 上昇，フェリチン低下と言う典型的な値を取りません．葉酸補充により安定した後にようやく，これらの検査値が正味の値を取るようになります．

◆こんな患者さんがいました

症例：60 歳男性

- 1 日 5 合程度の大酒家．3 ヵ月前からの下肢浮腫，食欲不振，1 ヵ月前からの易疲労感を主訴に受診．CT で肝硬変と腹水を指摘．
- **検査所見**：WBC 6,400/μL，Hb 7.4 g/dL，Plt 7.3×10^4/μL，MCV 119.4 fL，網赤血球 4.66×10^4/μL，LDH 310 U/L，T.Bil 3.6 mg/dL，D.Bil 2.4 mg/dL，VitB_{12} 431 pg/mL，血清葉酸 3.2 ng/mL
フォリアミン®を開始したところ，網赤血球の急速な増加後，LDH，MCV は正常化し，貧血も改善しました．

- 本例の血清葉酸は境界値でしたが，その他の所見は比較的典型的で，フォリアミン®単独投与で著明に改善した経過から，葉酸欠乏と考えられました．原因はアルコール＋摂取不足と考えられます．
- 本例ではフォリアミン®投与開始後も，特に神経症状の出現は認めませんでした．

Take Home Message

- 大酒家の葉酸欠乏症，またはそれが疑われる例では，葉酸単独による補充ではなく，ビタミン B_{12} の併用も考慮しましょう．

文献

1) Komine M：Megaloblastic anemia. Int J Hematol **71**：8, 2000
2) Cylwik B et al：The distribution of serum folate concentration and red blood cell indices in alcoholics. J Nutr Sci Vitaminol (Tokyo) **59**：1-8, 2013
3) Fragasso A et al：Holotranscobalamin is a useful marker of vitamin B_{12} deficiency in alcoholics. Scientific World Journal **2012**：128182, 2012
4) Fragasso A et al：Functional vitamin B_{12} deficiency in alcoholics：an intriguing finding in a retrospective study of megaloblastic anemic patients. Eur J Intern Med **21**：97-100, 2010

8 好中球減少症へのアプローチは？

◆結論から先に

- 好中球減少症では，末梢血好中球数が 500/μL 未満になると重症感染症のリスクが高くなるので，特に注意が必要です．
- 好中球が単独で減少する場合と，他の血液細胞の異常を伴う場合との，大きく 2 つに分けて考えることが重要です．
- 好中球減少症の原因として，薬剤性，感染性，免疫性の 3 つをまず頭に浮かべて対応しましょう．

◆好中球減少症とは？

- 末梢血好中球数が 1,500/μL 未満の場合を好中球減少症と定義していますが，1,000/μL 以上ならば，ほとんどの場合，感染症をきたしません．
- 1,000/μL 未満になると感染症に罹患しやすく，特に 500/μL 未満になると重症感染症のリスクが高くなります．この好中球数 500/μL 未満の状態を無顆粒球症（agranulocytosis）と呼んでいます．しかしながら，好中球減少のスピード，その持続期間，基礎疾患，患者さんの状態などにより，感染症の発症リスクや重症度は異なります．臨床医にとっては，皮膚の傷や粘膜障害がないか，運動制限がないか等，患者さんの慎重な観察がとても大切です．

◆好中球減少症へのアプローチ

- 好中球減少症は，好中球が単独で減少する場合と，他の血液細胞の異常を伴う場合とに大別されます（図1）．
- 貧血や血小板減少を合併する場合や幼若細胞が出現する場合には，骨髄

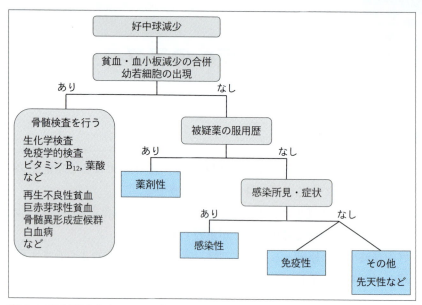

図1 ◆好中球減少症へのアプローチ

表1 ◆好中球減少症の原因となる主な薬剤

- **抗甲状腺薬**：チアマゾール，プロピルチオウラシルなど
- **抗菌薬**：ペニシリン系薬，セフェム系薬，ニューキノロン系薬，配合剤など
- **抗炎症薬・鎮痛薬**：インドメタシン，ジクロフェナク，アセトアミノフェンなど
- **抗リウマチ薬**：金製剤，ペニシラミンなど
- 抗てんかん薬：カルバマゼピン，ヒダントイン系薬など
- 向精神病薬：クロルプロマジン，イミプラミン（トフラニール®）など
- 消化性潰瘍治療薬：シメチジン，ラニチジン，オメプラゾールなど
- 循環器系薬：プロカインアミド，キニジン，カプトプリルなど
- 糖尿病治療薬：グリクロピラミドなど
- その他：アロプリノールなど
- （注）**太字**の薬剤は比較的頻度が高い．

検査や免疫・生化学検査のチェックなどが必要です．
- 好中球だけが減少する場合は，その原因として，薬剤性，感染性，免疫性の3つを頭に浮かべます．まず，原因として考えられる薬剤（表1）の服用を聴取します．薬剤の服用歴がない場合，次に感染症状の有無を確認します．

- 薬剤性好中球減少症の機序として，①免疫学的機序：プロピルチオウラシルなどの薬剤が好中球の細胞膜に結合してハプテンとして作用し，抗好中球抗体の産生を引き起こす，②直接毒性：抗がん剤のような薬剤やその代謝物が好中球系細胞を直接傷害する，の2つがあります．

> **コラム 1** ーリツキシマブによる「遅発性好中球減少症」ー
> - リツキシマブによる「遅発性好中球減少症」が知られています．これは，リツキシマブを含んだ化学療法による骨髄抑制からの回復後，観察期間中に認められる 1,000/μL 未満の好中球減少症（他の原因を除く）を言います．
> - われわれの施設の解析では，B 細胞非ホジキンリンパ腫治療 1 年後の累積発症率は 9％，発症日の中央値はリツキシマブ最終投与後 121 日，平均好中球数は 700/μL でした[1]．
> - 概して予後は良好ですが，500/μL 未満となる場合，顆粒球コロニー刺激因子（G-CSF）製剤の投与（後述）が有効です．

- 感染症状のチェックには，発熱・皮疹の有無，口腔粘膜・咽頭の発赤・腫脹，リンパ節腫脹の有無，心雑音・呼吸ラ音の有無，肝・脾腫大の有無，関節炎の有無，などをみます．
- 免疫性が疑われた場合，全身性エリテマトーデス（SLE）や Felty 症候群*などを鑑別に挙げ，抗核抗体，抗 dsDNA 抗体，補体価，リウマチ因子，抗 CCP 抗体などを測定します．背景となる自己免疫疾患が否定的な場合，抗好中球抗体**を測定します．
- その他，周期性好中球減少症，Chediak-Higashi 症候群などの先天性疾患などが挙げられますが，極めてまれです．

---

*Felty 症候群：関節リウマチ，脾腫，白血球減少を三徴とする自己免疫疾患．関節リウマチ患者の 1％ 未満，わが国では約 7,000 人が罹患しています．

**抗好中球抗体：好中球抗原に対する自己抗体で，好中球の破壊を亢進することにより好中球減少症となります．これまで数種類同定されていますが，Fcγ receptor Ⅲb（CD16b）上に存在する HNA-1 系に対する抗体が原因となることが多いです．

◆好中球減少症への対応

- 好中球数が 1,000/μL 以上で全身状態が安定しているときには、慎重に経過を観察します。
- 好中球数が 1,000/μL 未満で発熱を伴う場合は、入院加療の適応があります。特に、500/μL 未満であれば、high efficiency particulate air (HEPA) フィルター装着のクリーンベッドや無菌室の利用が望ましいです。
- 薬剤性が疑われる場合、直ちに原因と考えられる薬剤を中止します。
- 口内炎や上気道感染症などの感染症に対して、適切な抗菌薬治療を行います。
- 好中球数 500/μL 未満で腋窩温 37.5℃ 以上の発熱を認める場合、感染部位や起因菌が明らかでなくとも、「発熱性好中球減少症（内科のエマージェンシーの 1 つです！）」として速やかな対応が必要です（「25. 化学療法後の好中球減少中に発熱．すぐに抗菌薬が必要？」または「26. 発熱性好中球減少症が遷延．$β$-D-グルカンとアスペルギルス抗原が陰性なら真菌症は否定できる？」参照）。
- 好中球回復の促進目的に、G-CSF 製剤を投与します。
- 慢性的な軽度の好中球減少や、ウイルス感染による一時的な好中球減少の場合には、慎重に経過を観察します。

> **コラム ❷ － D-index －**
>
> - 好中球減少期間と重症度の両方を同時に評価する方法として、「D-index」が注目されています。これは、好中球数 500/μL の水平線と実際の好中球数の推移の曲線とで囲まれた面積で求められ、特に侵襲性真菌症の予防や先制治療のよい指標として期待されています[2]。

◆好中球の産生，動態，分布

- 好中球減少症を考える上で、好中球の産生や動態、分布（図 2）を理解することが、とても役に立ちます。

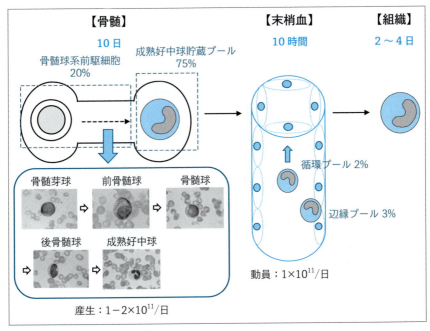

図2 ◆ 好中球の産生・動態・分布

- 好中球は，骨髄芽球→前骨髄球→骨髄球→後骨髄球→成熟好中球（桿状核，分葉核）と骨髄内で約10日かかって分化・成熟します．1日1〜2×10^{11}の好中球が産生され，ほぼ同量の好中球が末梢血へと動員されます．そして，10時間ほど末梢血を循環した後，組織（主に肝臓・脾臓）へ移行し，2〜4日でアポトーシス細胞死に陥り，処理されます．
- 好中球（系細胞）のほとんどが骨髄内に存在しています．その割合は，骨髄球系前駆細胞として20％，骨髄内での貯蔵プールとして75％であり，約5〜6×10^{11}の成熟好中球が感染に備えて貯蔵されています．末梢血中では，血管内皮細胞上の辺縁プールに3％が存在し，実際に血液中に循環している好中球はわずか2％といわれています（循環プール）．よって，われわれが採血検査でみることができる好中球は「氷山の一角」です．
- 例えば，ステロイド投与時に好中球が増加するのは，主に末梢血内での「辺縁プール」から「循環プール」へ移動するためです．「辺縁プール」

から血管内皮細胞を通過して組織へ移行する好中球が減少するため，ステロイド投与の易感染性の一因と考えられています．

> **コラム③ －好中球の heterogeneity －**
>
> - 好中球は「骨髄」→「末梢血」→「組織」の一方向にしか移動しないと考えられていましたが，最近の研究で，ICAM-1^{high}CXCR 1^{low} の好中球は「組織」→「末梢血」へ，CXCR 4^{high} の老化した好中球は「末梢血」→「骨髄」へ移行することが明らかとなりました[3]．
> - われわれは末梢血を循環する好中球を一塊とみていますが，好中球にも heterogeneity があり，今後はさまざまな好中球サブセットを評価して，感染や炎症の病態を理解するようになるでしょう．

Take Home Message

- 好中球減少症で専門医にコンサルトするのは次の場合です！
①好中球数 1,000/μL 未満で発熱を認める場合（特に 500/μL 未満のときは迅速な対応が必要です）
②貧血や血小板減少の合併や幼若細胞が出現している場合（骨髄検査が必要です）

文献

1) Arai Y et al：Risk factors for late-onset neutropenia after rituximab treatment of B-cell lymphoma. Hematology 20：196-202, 2015
2) 神田善伸：血液疾患における侵襲性真菌症診療．日化療会誌 62：605-612，2014
3) Silvestre-Rolg C et al：Neutrophil heterogeneity：implications for homeostasis and pathogenesis. Blood 127：2173-2181, 2016

9 急性白血病？

◆結論から先に

- 多忙な一般内科臨床で急性白血病に遭遇する場面を想定しています．
- 緊急性の高い疾患です．見つけ次第，なるべく早く血液内科医へ紹介してください．
- 血液工場の生産能力が低下するため，大抵は血算に異常が出ます．
- 血算は正常範囲の場合もあり，ためらわず血算と一緒に目視の血液像検査を提出するのが，見逃さないカギとなります．

◆どんな症状や所見が？

- 血液工場である骨髄が占拠されること，増殖した白血病細胞が血流にのって各臓器へ浸潤することで症状が出ます（図1）．
- 発熱，倦怠感，盗汗（夜間衣服を交換するほど汗びっしょり）など非特異的なものが多いです．40〜50歳代の女性の場合，更年期と思って見逃す場合もあります．貧血による症状として，めまいが主訴の方もいます．
- 皮膚は大事です．点状出血斑・紫斑は播種性血管内凝固症候群（disseminated intravascular coagulation：DIC）などを示唆します．固い硬結として，皮下浸潤を認める場合もあります．
- 口も大事です．口腔粘膜や歯肉の出血傾向は，重篤な出血を予見すると考えられます．歯肉腫脹は特徴的な所見で，歯並びが悪く食べにくい，歯に詰まりやすくなったなどと自覚します．虫歯は感染症リスクに直結し，治療前に確認が必要な事項の1つです．
- 健診の異常で見つかる場合など，一切症状がないこともあります．
- 1万/μL程度のWBC増加は感染でも説明でき，血算のみでは見落とす

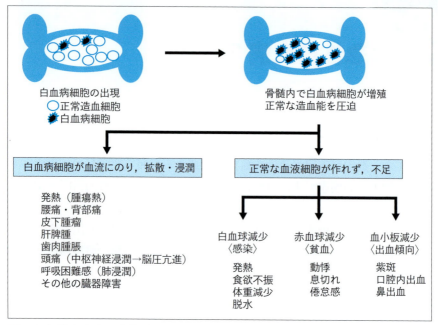

図1 ◆ 急性白血病の症状発現のメカニズム

ことも多いです．血液像で白血球分画を確認することが重要です．
- 20〜40歳代は子育てや仕事に非常に忙しく，我慢の末に受診する場合も多いです．また血算の結果を後日聞きに来るのを渋る患者さんもいますが，疑わしければ採血，後日異常が判明したら，すぐに患者さんへ連絡をお願いします．

◆どんな頻度で遭遇するか？

- わが国の白血病罹患率は増加傾向にあり，年間約8,000名が死亡しています．白血病の約8割は急性白血病，残りは慢性白血病です．
- 悪性腫瘍なので高齢になるほど，頻度が上がります．年間人口10万人当たり70〜74歳では男26人，女14人，80〜84歳では男47人，女21人となります[1]．
- 一方，癌がまれな小児〜若年者では，悪性腫瘍の中でトップの頻度であ

り，青年層の死因として不慮の事故に次いで第2位です．受診頻度などを考慮すると，極端にまれな病気ではありません．

◆遭遇したら？

- 心筋梗塞や脳血管障害のように数時間以内の転送を要するわけはないですが，当日，また週末や夜間で難しければ明けた営業日に必ず専門医療機関へ連絡してください．
- 特に顕著な出血傾向，意識障害，WBC 10万/μLを超えるHyperleukocytosisなどを認める場合は要注意です．脳，肺，消化管などへ出血すれば救命困難です．多くの血液内科医は，急性白血病に対し全力で対処するよう教育を受けており，ベッドの確保に動きます．

◆こんな患者さんがいました

症例1：20歳男性

- 2週間前より倦怠感とふくらはぎの筋肉痛を自覚．4日前に38℃の発熱があり，昨日近医受診．症状は倦怠感と発熱のみであったが，本日採血結果が判明し，WBC著増（10万/μL以上で測定可能範囲外）していたため，夕方に緊急で紹介受診．WBC 34万/μL(blast 92%)，Hb 6.8g/dL，Plt 6.8万/μL．骨髄穿刺にて急性骨髄性白血病（acute myelogenous leukemia：AML）FAB M4 と診断．
- ◆転帰：当日よりDIC対策と補液，ヒドロキシカルバミド（ハイドレア®）内服を開始して腫瘍量を減らした後，寛解導入療法開始予定であったが，入院当日夜半に意識消失．脳室へ穿破する脳出血により入院2日目に永眠される．

症例2：40歳女性

- 4日前に37℃前半の微熱と両足の点状出血斑を自覚し，2日前にクリニック受診．PSは極めて良好，両側下腿の紫斑と両頚部1～2cm大の数珠上のリンパ節腫大を触知．診断医の判断で血算・血液像提出し帰宅．昨日クリニックへWBC 24万/μL（Blast 91%），Hb 9.2 g/dL，Plt 1.2万/μLと検査結果の報告あり，クリニックの医師より本人に連絡あり，当科紹介受診．骨髄穿刺で急性リンパ性白血病（acute lymphoblastic leukemia：ALL）と診断．
- 転帰：入院後プレドニゾロン内服開始．WBCは急速に低下し，診断8日目にWBC 1,000/μLまで低下．入院時に提出していたPCRで*BCR/ABL*遺伝子変異陽性と判明し，フィラデルフィア染色体陽性ALL（PhALL）と診断．第2世代チロシンキナーゼ阻害薬であるダサチニブ内服を開始し，特に合併症なく診断3週後に寛解へ．地固め療法を受けた後，診断4ヵ月後に同種造血幹細胞移植（hematopoietic stem cell transplantation：HSCT）を受け，診断後2年を経て無病生存中．

症例3：74歳女性

- 2週間前から両下腿浮腫と非回転性めまいあり，3日前に近医クリニック受診．貧血とWBC減少があり紹介受診．WBC 1,700/μL（blast 3%），Hb 8.8 g/dL, Plt 14.1万/μL．骨髄穿刺にて骨髄異形成症関連の変化を伴う急性骨髄性白血病（AML with myelodysplasia-related changes：AML-MRC）と診断．
- 転帰：新規抗がん剤の治験へ参加．2コースで寛解に至り，以後治療継続し診断から2年間無病生存中．

症例4：50歳女性

- 3日前に口腔内出血と皮疹主訴で近医受診，血算のみ実施しWBC 3,000/μL, Hb 11 g/dL, Plt 1.5万/μL．特発性血小板減少性紫斑病（ITP）疑いで当院紹介受診．骨髄穿刺で急性前骨髄球性白血病（acute promyelocytic leukemia：APL, FAB M3）と診断．

（次頁につづく）

◆**転帰**：最も予後良好な AML であり標準治療のレチノイン酸内服を開始するも，DIC を合併，治療開始 5 日目に脳出血により意識消失，診断 1 週間後に永眠される．

Take Home Message

- 急性白血病を見逃さないため，点状出血や紫斑などの出血傾向，長引く発熱や体調不良の際は，血算と血液像を確認しましょう．
- 疑わしい所見があれば，速やかに専門医に紹介する必要があります．特に WBC 著増，Plt 低値の場合は緊急性は高くなります．

コラム ―診断された後―

- AML の治療成績は移植医療の向上などもあり，少しずつ改善していますが，化学療法そのものはこの 30 年ほとんど変わっていません[2]．
- 一方で白血病細胞の特性については，さまざまな分子生物学的解析が進み，白血病のタイプによって予後をより正確に予測して治療を層別化する方法が急速に進歩しています．AML の予後は染色体異常により大きく異なります．良好・中間・不良の 3 つに分かれ，良好群は 5 年生存率 7 割を期待でき，特に APL, FAB M3 では分子標的治療薬であるレチノイン酸などを用いて，9 割を目指す時代です．予後良好群は再発するまで化学療法のみ，予後不良群でははじめから移植予定，と予後予測に従って戦略を変えます．
- また，まだ一般臨床のレベルではありませんが，新規抗がん剤も開発されつつあります．強力な化学療法の適応が難しく，白血病そのものも治療抵抗性で予後不良とされる高齢発症の AML であっても，症例 3 のように長期予後を期待できる治療選択肢が少しでも増えればと切に願います．
- *BCR-ABL* 遺伝子変異を有する PhALL は，ALL の中でも予後不良群です．しかし，同じく *BCR-ABL* 変異が病因となる慢性骨髄性白血病（chronic myelogenous leukemia：CML）に対する特効薬であるチロシンキナーゼ阻害薬が登場し，近年 PhALL の寛解導入は症例 2 のように，チロシン

キナーゼ阻害薬とステロイドの内服のみでほぼ100％で血液学的寛解に至ることがわかっています．地固め療法で深い寛解を得た後，同種移植を行う戦略により，予後の大きな改善が期待されています．腫瘍抗原特異的なT細胞を用いる免疫療法の有望な結果なども報告されており，今後もALLの治療は進歩し続けるでしょう[3]．

- 残念ながら，目の前の患者さんが生き残れるかを正確には予測できません．症例4のように予後良好群のAPLであっても，早期に命を落とされる方もいます．診断された瞬間から長い試練がはじまり，心の準備の間もなく当日緊急入院，その晩から輸血や抗がん剤治療を要する場合もあります．臨床心理士や精神科医の助力を仰いだメンタルケアも極めて重要となります．厳しい局面でも，乗り切れば治癒の可能性もあるため，なんとか頑張ってほしいというのが血液内科医の思いです．
- このような急性白血病の臨床に携わらせていただき思い知るのは，ある日を境に突然重篤な病気と対峙する，患者さんたちの強さです．さまざまな世代の患者さんたちの姿勢は一個人として学ぶことが多く，感動したり猛省したりすることの多い毎日です．臨床医としても時につらさを感じることもありますが，結局は患者さんとその家族の方から，背中を押し続けていただいていることを痛感します．

文献

1) がん研究振興財団：部位別年齢階級別がん罹患率 がんの統計 '16, pp.86-89.（http://ganjoho.jp/data/reg_stat/statistics/brochure/2016/cancer_statistics_2016.pdf）［参照2017・9・20］
2) Döhner H et al：Acute myeloid leukemia. N Engl J Med 373：1136-1152, 2015
3) Graubert TA：A call to action for acute lymphoblastic leukemia. N Engl J Med 372：1064-1066, 2014

10 好酸球が多い

◆結論から先に

- 好酸球増多症は，造血幹細胞の異常が原因となる骨髄原発性好酸球増多症と好酸球増殖性サイトカイン依存性の反応性好酸球増多症に大別されます．
- 骨髄原発性の原因では FIP1L1-PDGFRA（F-P）キメラ遺伝子が多く，チロシンキナーゼ阻害薬のイマチニブが有効です．
- 鑑別診断で見過ごしやすい疾患には，皮膚合併症の多いリンパ球関連性好酸球増多症（L-HES）や多彩な症状で発症する全身性肥満細胞症（SM）があります．

◆好酸球が増えるとどうなる？

- 寄生虫感染症の際には好酸球は寄生虫を取り囲み，細胞質に存在する好酸球性顆粒を虫体表面に付着します．この顆粒には組織障害性があり，同様にヒトの正常臓器に好酸球が過剰に浸潤するとさまざまな障害を起こす可能性があります．また血栓・塞栓症の引き金にもなります．

◆好酸球はどの程度まで増える？

- 好酸球増多の程度は，好酸球の割合ではなく絶対数でみます．
- 末梢血中の好酸球絶対数は正常ではおよそ $500/\mu L$ 以下であり，$500/\mu L$，$1,500/\mu L$，$5,000/\mu L$ を超えるごとに軽度，中等度，高度と定義されます．
- 喘息など日常的に遭遇することの多い反応性好酸球増多症でも高度な好酸球増多をとることがあります．一時的に1万$/\mu L$を超えることは珍しくはありませんが，5万$/\mu L$以上は非常にまれであり，造血器腫瘍や肺

癌などの非造血器腫瘍に関連した好酸球増多症が多くなります．しかし小児では自覚症状もなく自然に好酸球数が正常化する症例が存在し，必ずしも腫瘍性疾患だけとは限りません．10万/μL以上の場合には，多臓器不全で急変することが多く致死的です．

◆好酸球増多の程度と臓器障害の強さの関係は？

- 骨髄原発性好酸球増多症では自覚症状がなく偶然発見される症例があり，一般的に高度な好酸球増多にもかかわらず，臓器障害が軽い印象があります．これに対し，反応性好酸球増多症では軽度の好酸球増多にもかかわらず，激しい臓器障害を伴う傾向があります．反応性の場合は好酸球が活性化しており，骨髄原発性の場合は好酸球の形態異常や機能低下を伴うからなのかもしれません．

◆昔と今で好酸球増多症の診断はどう違うか？

- 昔は原因が不明の好酸球増多症に対し，中等度以上の好酸球増多症が半年以上持続し好酸球増多症に起因する臓器障害合併がある場合に1975年のChusidらの診断基準に基づき，特発性好酸球増多症候群（idiopathic hypereosinophilic syndrome：idiopathic HES，あるいは単にHES）と診断しました．HESは多様な疾患を包括するいわゆる"ゴミ箱診断"名であるにもかかわらず，2001年WHO分類では慢性好酸球性白血病（chronic eosinophilic leukemia：CEL）と共に骨髄増殖性疾患に分類されました．CELは末梢血や骨髄中の芽球の増加や染色体あるいは遺伝子異常を認める骨髄原発性好酸球増多症です．
- 近年では，HESの中にその原因となるさまざまな遺伝子異常が続々と発見されています．代表的なものは2003年に発見されたFIP1L1-PDGFRA（F-P）キメラ遺伝子で，染色体検査ではわからないPDGFRA（α型血小板由来増殖因子受容体）の微小な遺伝子欠失が原因です．患者さんがどのような遺伝子異常を持つかは治療の反応性や予後の予測に重要であるため，2008年改訂WHO分類では細胞形態学的特徴よりも遺伝子異

常を重視した名称が考えられました．これにより現在，CEL は受容体型チロシンキナーゼ *PDGFRA*, *PDGFRB*, *FGFR1* の遺伝子異常に関連した骨髄増殖性腫瘍とそれ以外の CEL，非特定型（CEL, not otherwise specified：CEL, NOS）に区別されています．さらに 2016 年改訂 WHO 分類ではこれに *PCM-JAK2* に関連した骨髄増殖性腫瘍という診断名が追加されます．

- HES は現在の検査技術では診断が難しい，さまざまな好酸球増多症を呼称するための便宜上の診断名に過ぎません．2012 年，HES の新しい分類として病態を反映する名称が提案されました．まず中等度以上の好酸球増多症が単に持続する病態を HE（好酸球増多症），HE に起因する臓器障害を合併した病態を HES と呼びます．さらに HE か HES かを基本とし，その原因が反応性（reactive）と考えられる場合はそれぞれ HE_R（Reactive HE），HES_R（Reactive HES）と呼びます．同様に，腫瘍性（neoplastic）は HE_N や HES_N，家族性（familial）は HE_{FA}，原因不明の場合は HE_{US}（HE of undetermined significance）あるいは HES と呼びます[1]．ただし，これらの用語は確定診断に至るまでの暫定的な名称であり明確な診断基準はありません．

◆診断の実際

- 特定の臓器障害が強い場合は反応性の HE を疑い，臓器症状に着目して原疾患を特定します．既によく知られている HE を呈する症候群や単臓器限局性あるいは HE を合併しやすい皮膚疾患に該当するならば，原因不明であっても HES とは言いません（表 1）[1]．臨床診断や治療方針に一定の見解がありますので，それに従います．比較的よく遭遇する疾患の例として，下肢の浮腫が主訴の若い女性では好酸球性血管浮腫のうち自然軽快することが多いタイプ（NEAE），心・血管手術後や透析患者ではコレステロール結晶塞栓症，下肢のしびれや筋力低下を伴うチャーグ-ストラウス症候群があります．
- 高度の HE では原則的に末梢血を用いた FISH 法（4q12 欠失）にて *F-P* キメラ遺伝子検査を行うとよいです．当該遺伝子はなぜか男性優位で

表1 ◆ HE を呈する特殊な症候群と HE を呈する他の病態の例（ICOG-EO による）

HE を呈する特殊な症候群
好酸球性血管浮腫（Gleich syndrome）・チャーグ–ストラウス症候群（Churg-Strauss syndrome：CSS）・好酸球増多筋痛症候群（eosinophilia-myalgia syndrome：EMS）・オーメン病（Omenn syndrome）・高 IgE 症候群（hyper-IgE syndrome）
HE を呈する他の病態
a. 臓器限局性好酸球増多疾患
好酸球性消化管疾患（好酸球性食道炎，好酸球性胃腸炎，好酸球性腸炎）・好酸球性膵炎・好酸球性肝炎・好酸球性腹水・好酸球性腎炎・好酸球性膀胱炎・好酸球性子宮内膜炎・好酸球性子宮筋層炎・好酸球性乳腺炎・肺好酸球（浸潤）症候群（好酸球性喘息，好酸球性気管支炎，好酸球性肺炎，好酸球性胸膜炎）・好酸球性眼疾患・好酸球性心筋炎・好酸球性脂肪織炎・好酸球性滑膜炎・好酸球性筋膜炎（シャルマン症候群）・皮膚疾患・皮膚病*
b. 好酸球増多を伴う皮膚疾患・皮膚病*
アレルギー性接触皮膚炎・好酸球性血管リンパ球増殖症・小児の環状紅斑・アトピー性皮膚炎・水疱性類天疱瘡・薬疹・好酸球性筋膜炎・放射線治療に伴う好酸球性多形掻痒性皮疹・好酸球性膿疱性毛嚢炎・新生児中毒性紅斑・口腔粘膜の好酸球性潰瘍・好酸球性血管炎・顔面肉芽腫・寄生（寄生虫・外寄生生物，疥癬，トコジラミ，皮膚幼虫移行症など）・色素失調症・木村病・ランゲルハンス細胞組織球症・菌状息肉腫・セザリー症候群・肥厚性好酸球性皮膚炎・類天疱瘡とそのバリアントの水疱性類天疱瘡や妊娠性類天疱瘡など・天疱瘡のバリアント・妊娠関連性皮膚疾患・偽リンパ腫・蕁麻疹・血管性浮腫・Wells 症候群（好酸球性蜂巣炎）

［文献1より引用］

HES のうち 10 ～ 20% にみられます．

- 造血器腫瘍が疑われる症例では骨髄検査を行います．骨髄液を用いた染色体 G 分染法では *F-P* キメラ遺伝子はほぼ正常核型となり，その他の多くは染色体転座を伴います．4q12（*PDGFRA*），5q31-33（*PDGFRB*），8p11（*FGFR1*）の転座があれば，さらに FISH 法や塩基配列解析により遺伝子異常を特定します[2]．

- まれな疾患としてリンパ球関連性 HES（lymphocytic variant of HES：L-HES）があります．ステロイド療法へ反応するものの治癒しない慢性例や皮膚症状の強い症例では考慮します．L-HES は皮膚や骨髄などに潜在的に存在する異常な表面形質を持つ T 細胞が原因の反応性 HE であり，一部の症例は T 細胞性腫瘍を発症します．

- 顔面紅潮やアナフィラキシー様反応，病的骨折，胃腸症状など多彩な症状を伴う症例では全身性肥満細胞症（systemic mastocytosis：SM）に伴う好酸球増多症を考慮します．一生に一度遭遇するかどうかのまれな疾患です．

◆ **治療の概略**

- HE に対する治療の基本はステロイドです．*PDGFRA*, *PDGFRB* 関連性腫瘍ではイマチニブが第一選択薬ですが，心合併症が疑われる *F–P* キメラ陽性例ではイマチニブ使用後の心筋障害の予防のためステロイドを先行することが推奨されています．心合併症の有無は心筋トロポニン T 測定や心臓超音波検査でスクリーニングします．ただし，ウイルス性の好酸球性心筋炎では炎症が遷延するため注意が必要です．
- 緊急性がなくステロイド使用を控えたいとき，抗アレルギー薬のスプラタスト[3]を使うのもお薦めです．ただし欧米では一般的でありません．単剤で有効でない場合は中止せずにステロイドと併用します．ステロイド単剤よりも相乗効果があり，時に *F–P* キメラ陽性例でもよく反応し，好酸球が末梢血でカウントできなくなるなど一時的に病気をマスクしてしまうこともあります．
- 造血器腫瘍が疑われる症例で好酸球数のコントロールが必要な場合では，ハイドロキシウレアが用いられます．その他にシクロスポリン，シクロホスファミド，メトトレキサートなど有効な報告がありますが，イマチニブ耐性化 *F–P* キメラ陽性例や CEL, NOS などの明らかな造血器腫瘍で寛解したとの報告があるのは，インターフェロン α と造血幹細胞移植（HSCT）のみです．

Take Home Message

- 高度な好酸球増多症では末梢血で *F–P* キメラ遺伝子を調べ，陽性であればイマチニブ治療を行います．
- 鑑別診断の盲点となる L-HES と SM の存在を心に留めておきます．
- すぐに確定診断に至らない症例でも，暫定的に骨髄原発性か反応性かを推測し忍耐強く経過観察します．一度目の検査ではわからなくても，数ヵ月〜数年後の検査で異常が検出されることもあります．

文献

1) Valent P et al：Contemporary consensus proposal on criteria and classification of eosinophilic disorders and related syndromes. J Allergy Clin Immunol **130**：607-612, 2012
2) Sugimoto Y et al：A novel FOXP1-PDGFRA fusion gene in myeloproliferative neoplasm with eosinophilia. Cancer Genet **208**：508-512, 2015
3) 森永信吾ほか：発熱・肝腫大を呈した小児特発性好酸球増多症候群. 臨血 **53**：83-86, 2012

11 感冒後に血小板減少

◆結論から先に

- 感冒後の血小板減少の鑑別診断として
  - 特発性（免疫性）血小板減少性紫斑病
  - 血栓性微小血管障害（血栓性血小板減少性紫斑病，溶血性尿毒症症候群）
  - 播種性血管内凝固症候群
  - 薬剤起因性血小板減少症
  - ウイルス感染
  - 偽性血小板減少症

などが挙げられます．

◆血小板の寿命は？　正常値は？

- 血小板は巨核球から産生され，巨核球の成熟時間は約5日と推定されています．
- 末梢血に放出されてからの血小板の寿命は約8日です．
- 末梢血中の血小板数は約15万〜35万/μL です．

◆具体的にどうするか？

- 血小板数が10万/μL 以上で他の臨床症状がない場合は，通常経過観察でよいと考えられます．
- しかし，軽症の特発性（免疫性）血小板減少性紫斑病（ITP）やBernard-Soulier症候群などが含まれている場合があり，血液像を観察するなど注意が必要です．
- 血小板数が5万〜10万/μL の場合は，臨床上出血傾向を示すことはあ

- まりありませんが，原因疾患の検索が必要です．
- 血小板数が5万/μL以下になると，外傷時などの出血がみられることがあり，治療が必要です．
- 血小板数が1万/μL以下では自然出血の危険性が大きく，血小板輸血など迅速な対応が必要です．
- 感冒後の血小板減少症の原因は，以下のように分類されます．

①血小板の破壊亢進や消費
　　ITP，血栓性微小血管障害（thrombotic microangiopathy：TMA）［血栓性血小板減少性紫斑病（thrombotic thrombocytopenic purpura：TTP），溶血性尿毒症症候群（hemolytic-uremic syndrome：HUS）］，播種性血管内凝固症候群（DIC），薬剤起因性血小板減少症など
②血小板の産生低下
　　ウイルス感染，薬剤起因性血小板減少症など
③その他
　　偽性血小板減少症など

1 ■ 血小板の破壊亢進や消費

1）ITP

a）病態
- 主な病態は，血小板に対する自己抗体の脾臓における血小板の破壊亢進のみならず，抗血小板抗体や巨核球血小板産生の障害などの免疫病態の関与が示唆されています．

b）疫学
- 発症年齢は5歳以下の小児，および成人男性は60歳以上，成人女性は30歳代と60歳以上に多いです[1]．
- 女性患者が男性患者の約2倍多いです[1]．

c）診断
- 血小板数が10万/μL以下に低下し，血小板減少をきたす明らかな基礎疾患がないことを確認して診断します．
- 小児においては，ウイルス感染症が先行し急激に発症します．したがって，臨床経過，血液検査，理学的所見からITPと診断できることが多

いです．
- 高齢者では，他の白血病や骨髄異形成症候群（myelodysplastic syndrome：MDS）などを鑑別する必要があるため骨髄検査を行います．しかし，血小板数が極端に少ない場合や凝固異常症を認める場合は，骨髄検査は行いません．

d）治療

i）*Helicobacter*（*H.*）*pylori* 除菌療法
- 成人では *H. pylori* 感染による ITP が多いため，まず *H. pylori* 感染の検査を行い，除菌成功例は約6割の患者で血小板の増加を認めます[1]．

ii）副腎皮質ステロイド
- プレドニゾロン 0.5～1.0 mg/kg/day を2～4週間用い，その後漸減します．有効率は約8割です[2]．
- 高用量のステロイドを長期間使用する際には副作用に注意が必要です．

iii）脾臓摘出術（脾摘術）
- 脾摘術の対象はステロイドが無効あるいはステロイドの副作用が強く，治療の継続が難しい症例で，脾摘術の有効率は約6割です[1]．
- 小児患者は約9割が自然軽快をするため，少なくとも中学生までは脾摘術を行いません[1]．
- 脾摘術後は肺炎球菌，インフルエンザ菌，髄膜炎菌などの細菌感染が重篤化することがあるので，ワクチン接種が推奨されます．また，抗菌薬の予防内服も考慮します．

iv）トロンボポエチン受容体作動薬
- 有効率は8割です[2]が，血栓症の副作用に注意が必要です．

v）免疫グロブリン
- 血小板数が1万/μL以下で，粘膜出血や腫瘍臓器の出血を合併する場合は，血小板輸血を行いますが，自己抗体があるため血小板数の増加は限定的であり，免疫グロブリン大量療法を併用します．

vi）リツキシマブ
- 2017年3月2日に ITP に対するリツキシマブの保険適用が認められました．

2）TMA

a）病態
- 種々の臓器の微小血管に血小板血栓が多発する臨床病理学的な症候群です．

b）症状
- 血小板減少，溶血性貧血，腎機能障害を主徴とします．
- さらに，神経症状や発熱を認めることがありますが，これらの全ての症状がそろわないことも少なくありません．

c）分類
- TTP と HUS が主要な疾患です．
- 先天性血栓性血小板減少性紫斑病（Upshaw–Schulman 症候群：USS）は ADAMTS13（*a disintegrin-like and metalloproteinase with thrombospondin type 1 motifs 13*）遺伝子変異により活性低下がみられ，それにより超高分子量 VWF マルチマー（unusually large von Willebrand factor multimer：UL-VWFM）が増加し，全身の微小血栓を引き起こすと考えられています．
- 後天性特発性 TTP では，ADAMTS13 の活性を阻害する自己抗体が出現することで UL-VWFM が増加し，全身の微小血栓を引き起こすと考えられています．
- HUS は，血小板減少，溶血性貧血，急性腎不全の 3 主徴を呈する疾患です．
- HUS の約 90％ 以上は，病原性大腸菌のベロ毒素によるものですが，重症肺炎球菌感染症に伴うものや，補体機能異常に関連した非典型溶血性尿毒症症候群（atypical hemolytic uremic syndrome：a HUS）もあります．

d）治療
- USS では，ADAMTS13 を補充するために凍結新鮮血漿を定期輸注します．
- 後天性 TTP の唯一エビデンスのある治療は血漿交換です．
- 難治再発性の後天性 TTP への，リツキシマブの有効性が報告されています[3, 4]．
- 典型的 HUS の確立された特異的治療はなく，支持療法を行います．

- aHUS の治療は，血漿輸血や血漿交換を第一選択とします．また，2013 年にエクリズマブが保険適用となりました．

3）DIC

a）病態
- 基礎疾患の存在下に，全身性持続性の著しい凝固活性化をきたし，最小血管内に微小血栓が多発する病態です．
- 凝固活性化とともに線溶活性化がみられますが，その程度は基礎疾患によりさまざまです．

b）DIC の基礎疾患
- 三大基礎疾患は敗血症，急性白血病，固形癌ですが，その他にも多くの基礎疾患が知られています．

c）診断（表1）[4]
- 最も頻用されているものは，旧厚生省 DIC 診断基準ですが，早期診断には不向きと言われています．
- 国際血栓止血学会（International Society on Thrombosis & Haemostasis：ISTH）の診断基準も早期診断には不向きと言われています．
- 日本救急医学会の急性期 DIC 診断基準は，より早期診断が可能な診断基準と言われていますが，造血器悪性腫瘍には適応できないと言われて

表1 ◆各 DIC 診断基準の比較

	旧厚生省 DIC 診断基準	ISTH 診断基準	急性期 DIC 診断基準
基礎疾患 臨床症状	あり：1点 出血症状：1点 臓器症状：1点	必須項目	必須項目，要除外診断 SIRS（3項目以上）： 1点
血小板数（$\times 10^4/\mu L$）	8〜12：1点 5〜8：2点 <5：3点	5〜10：1点 <5：2点	8〜12 or 30%以上減少/24時：1点 <8 or 50%以上減少/24時：3点
FDP（$\mu g/mL$）	10〜20：1点 20〜40：2点 >40：3点	FDP, D-dimer, SF 中等度増加：2点 著明増加：3点	10〜25：1点 >25：3点
フィブリノゲン（mg/dL）	100〜150：1点 <100：2点	<100：1点	—
プロトロンビン時間（PT）	PT 比 1.25〜1.67：1点 >1.67：2点	PT 秒 3〜6秒延長：1点 6秒以上延長：2点	PT 比 >1.2：1点
DIC 診断	7点以上	5点以上	4点以上

［文献4より引用］

います．
- この様に，さまざまな診断基準が使用されており，ベストな診断基準がないのが現状です．
- 新生児領域では，2014 年に日本産婦人科・新生児血液学会から新たな「新生児 DIC 新規診断基準（案）ならびに治療指針（案）」が提唱されています（http://www.jsognh.jp/society/survey.php）．

d）治療
- 基礎疾患の治療が最重要です．
- 抗凝固療法や補充療法，抗線溶療法などは DIC の病態に応じて適切な薬剤を選択して使用します．

4）薬剤起因性血小板減少症
- 感冒後の血小板減少としては，感冒時に使用された薬剤による血小板減少症を念頭に置く必要があります．

a）病態
- 薬剤起因性血小板減少症の機序・病態は，抗体による血小板の破壊亢進と血小板産生抑制に分けられます．
- 血小板の破壊亢進は薬剤依存性の抗血小板抗体の産生によることが多いです．
- ペニシリン，セファロスポリン類，金製剤やプロカインアミド，キニーネ，ST 合剤などが原因薬剤として多く，感冒時に処方された薬剤を確認する必要があります．
- 血小板産生抑制をきたす代表的な薬剤は化学療法薬です．

b）診断と治療
- 丁寧な問診により薬剤曝露歴を聴取します．また，健康食品や漢方薬についても聴取します．
- 診断は，原因薬剤中止後に血小板減少症が回復することで判断します．
- 大部分のものは特殊な治療を必要とせず，原因薬剤の中止により血小板数が増加することが多いです．

2 ▪ 血小板の産生低下
1）ウイルス感染
- ウイルス感染でしばしば血小板減少，白血球減少および貧血がみられます．
- 血小板減少をきたす代表的なウイルスとしては，麻疹，風疹，水痘，流行性耳下腺炎，伝染性単核球症，サイトメガロウイルス，マイコプラズマ，HIVなどがあります．

2）薬剤起因性血小板減少症
- 前述の通りです．

3 ▪ その他
1）偽性血小板減少症
- EDTAを抗凝固薬として採血した場合，EDTAが血小板を凝集させることで，血小板数が実際よりも低値となる病態です．
- この場合は，EDTA以外の抗凝固薬（クエン酸やヘパリンなど）を用いて血小板数を再検します．

Take Home Message
- 感冒後の血小板減少症の原因は，血小板の破壊亢進や消費，血小板の産生低下，およびその他に分類して考えるとわかりやすいです．
- 血小板減少の原因により治療が異なるため，鑑別診断が重要です．

文献
1) 宮川義隆：本邦における特発性血小板減少性紫斑病の診療．臨血 54：350-355, 2013
2) 宮川義隆：血小板減少を生じる主な疾患の診断と治療　特発性血小板減少性紫斑病．内科 114：209-213, 2014
3) 佐藤　舞ほか：血栓性微小血管障害．小児内科 46：204-208, 2014
4) 朝倉英策：血小板減少を生じる主な疾患の診断と治療　播種性血管内凝固症候群．内科 114：229-234, 2014

12 ヘパリン投与中の血小板減少

◆結論から先に

- 血小板が減少する病態は，多数あります．十分な鑑別診断が必要です．
- ヘパリン起因性血小板減少症（heparin-induced thrombocytopenia：HIT）の可能性を考慮した場合，臨床的な経過を十分考慮しましょう．単純に臨床検査だけから判断するのはダメです．過剰診断の可能性が高くなります．

◆ヘパリン投与中の血小板減少をみたら，具体的にどうするか？

1 ▪ 血小板減少症がどうして起きたのか？ 臨床病態は数多くあるので慎重に見極める

- まず最初に，採血ミスでの検体凝固などの採血手技の巧拙や，EDTA採血管による偽性血小板減少症の影響がなく，適切に検査できているかを一応チェックです．血小板減少のタイミング（急激に発症，血小板数はもともと少ない），血小板数減少の程度（高度，中等症），臨床症状や基礎疾患（出血傾向，血栓症状，溶血所見，肝機能異常や腎機能異常）などを確認します．その上で，どのような病態により血小板減少症が生じているか考慮します．
- 原因別に分類すると，血小板の産生低下（造血器腫瘍など）の他に，免疫学的に血小板破壊が生じるいわゆる特発性血小板減少性紫斑病（ITP）や，悪性腫瘍や感染症，血管病変などの基礎疾患を契機に発症する播種性血管内凝固症候群（DIC）による血小板消費亢進を伴う疾患，肝疾患（肝硬変，脾機能亢進症を含む）による血小板分布異常など多岐にわたります．必ず初心にかえって慎重に原因を整理しましょう．血小板減少だからITP，ヘパリンを投与したからHITなどと短絡的な診断はいけません．

2 ヘパリンを用いる環境では？

- ヘパリンは，抗凝固療法として，DIC や血栓症の治療，人工透析や心臓血管外科手術など体外循環などが実施される場合，外科手術後の深部静脈血栓症（deep-vein thorombosis：DVT）/肺血栓塞栓症（pulmonary embolism：PE）などの静脈血栓塞栓症（venous thromboembolism：VTE）予防などに用いられます．重篤な病態となるほど，血小板減少の要因が複数あり，複雑に絡みあって存在するために，その病態を見極めることは困難で，悩ましい症例も多いです．ただし，ヘパリンを追加したことにより生じたさらなる血小板減少や，ヘパリンによる抗凝固療法により新しい血栓症形成が生じた場合には，HIT を強く考慮すべきです．

◆ここで言う HIT とはなにか？

1 血栓治療薬として投与される抗凝固薬ヘパリンの副作用

- もちろんヘパリンの合併症は出血が主ですが，HIT も起こり得ます．この HIT の病態の中心となるのが，血小板第 4 因子（platelet factor 4：PF4）とヘパリンが結合した複合体に対する抗体（HIT 抗体）です．
- 通常，手術や血栓症発症例へのヘパリン投与後 5〜14 日頃に，血小板減少や血栓症の発症・増悪によって疑われます．このタイムラグは，ヘパリン投与後の免疫応答のためで，HIT IgG 抗体が産生されるまでのタイミングです．
- 産生された HIT 抗体が，血小板だけでなく血管内皮細胞や単球の活性化により，血管内においてトロンビンの過剰生成を引き起こし，血栓症の増悪に関与しています．主として，静脈血栓症が好発し，特に DVT，PE を発症します．まれではありますが，重度の頭痛などでは海綿静脈洞などの静脈血栓症の考慮も必要です．

2 HIT の実際の頻度は？

- ヘパリン使用後の血小板減少において HIT の発症頻度は高くありません．ICU などでは血小板減少症の患者さんは比較的多くて 30〜50％ 程度と考えられていますが，HIT を発症しているのはその血小板減少症患者群の 1％ 程度（全体として 0.3〜0.5％）と報告されています[1]．

- 血栓症に対して用いたヘパリンの使用が血栓閉塞症を誘発するという病態が，HIT 診断をしにくくしています．ヘパリンの効果不足による原疾患の憎悪なのか HIT による血栓症なのかの見極めを慎重にすべきです．
- HIT 発症は，未分画ヘパリンの投与を受けている患者さんや，大手術を受けた患者さんに多いとされているため，特にこのような場合には HIT を念頭に置いてください．

◆ヘパリン非存在下で発生する自然発症的な HIT とは？

1 ▪ どのようなときに自然発症的な HIT を考慮するか？

- ヘパリン投与後の典型的な HIT とは対照的に，ヘパリン非存在下で発生する HIT です．ヘパリン中止後も血小板活性化能が強く，抗体価も高値で持続して，ヘパリン投与中止後に発症するような遅延発症型の HIT と呼ばれていたタイプに相当します[2,3]．大手術（大部分は膝関節置換術）または感染症発症後に最も頻繁に起こることが多いとされています．これらのタイプの HIT は，典型的 HIT が治療に反応して血小板が改善してくるのと異なり，数週間持続することがあるようです．

2 ▪ HIT 抗体形成についての新しい考え方

- 血小板から放出される PF4 は，ヘパリンに結合することに加えて，細菌の核酸およびリポ多糖などの他のポリアニオン（負電荷を持つ）に結合します．この構造変化による PF4 も HIT 抗体を誘導することが明らかとなっています．この機序が，大手術などで組織損傷（DNA や RNA，またはグリコサミノグリカンの放出）または細菌感染後に自己発症的な HIT を発症する要因であると考えられています．

3 ▪ HIT は免疫防御の誤作動の結果？ という概念

- 細菌と PF4 が結合してできた PF4-ポリアニオン複合体が危険信号として作動して，PF4 標識病原体に対して免疫系が活躍したとします．これは一次免疫として正常に誘導された抗体ですが，ヘパリン投与により形成された PF4-ヘパリン複合体で被覆された血小板への誤った免疫反応となったものが HIT であると推測されています．このために HIT 発症では，早期に高力価 IgG 抗体の生産をもたらすのかもしれません[2]．

◆ HITを強く疑う場合には？

1 ▪ 3つの実行すべきこと

● ①ヘパリンの停止/回避（血管内カテーテルへのフラッシングを含みます）を行い，②代替の非ヘパリン抗凝固薬（アルガトロバン）を開始します．③は臨床的診断で重要な点ですが，これまでの経過からHITに関連すると考慮される現症の有無を確認してください．例えば，ヘパリン投与後の約1週間後にはじまった予期しない血小板減少，血栓症治療にもかかわらず，新しい下肢DVTの発症，などがHITとして典型的です（図1）．特に，血小板数の減少だけでなくその減少幅や減少比率，

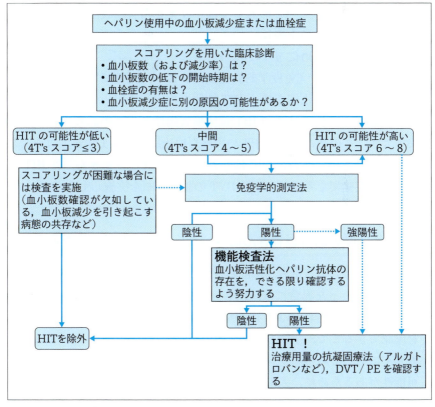

図1 ◆ HITの診断チャート

［文献2を参考に著者作成］

ヘパリン投与からの血小板減少のタイミング，新たな血栓症の発症の有無などを確認するようにしてください[1]．スコアリングを用いた臨床診断（4T's scoring）も参考となります．

2 ▪ してはいけない3つのこと

- ① HIT発症例にワルファリン単独での投与は禁忌です．ワルファリン投与中での発症の場合には中止して，アルガトロバン，ビタミンK（プロテインCなど生理的凝固阻止因子をリバースするため）[1]で治療します．② 血小板減少症に対して，予防的な血小板輸血を避けてください．一般的には必要になることはありません．ただし，わが国の血小板製剤の使用ガイドライン[4]には，避けるべきではあるが，活動性の出血および出血リスクの高い手術に際しては考慮してよいと，言及されています．③ 下大静脈フィルターを挿入してはいけません（四肢虚血への重大なDVT進行のリスクのため）．

3 ▪ HIT診断のためにすべきこと

- ① HIT抗体の試験（免疫学的測定法，および，可能であれば機能的測定法で血小板活性化能を持つHIT抗体の検出）を行います．わが国の保険収載された検査法でのHIT抗体検査陽性のみでの診断には注意が必要です．このあたりが，HITの理解を複雑にしていますが，コラムをご参照ください．② 特にDICは除外しなければなりません．③ HITによる血栓症検索を考慮して下肢DVTの画像診断を実施してください．

◆ HIT既往歴のある患者さんにヘパリンの再投与はどうだろうか？

- HITの既往歴のある患者さんにおいて，心臓外科手術などでヘパリン投与が必要となった場合には，HIT抗体は一過性（数ヵ月以内に陰性化）ですが，機能検査法により血小板活性化するHIT抗体が消失したことを確認できるまで，手術を延期するのが安全な方法です．このような患者さんに対してのヘパリン再投与は，HIT抗体の再度誘導，HIT再発の可能性があるために，人工心肺中などのみのヘパリン使用として，術後での抗凝固薬が必要な場合にはアルガトロバンで行うこと，またHIT抗体のモニタリングが望ましいとされています[5]．

Take Home Message

- HITを疑うときには，次の2つを考慮してください（図1）[2]．
① 臨床的診断：ヘパリン投与後の約1週間ではじまった予期しない血小板減少や，血栓症治療にもかかわらず新しい血栓症（DVTなど）の発症．
② HIT抗体検査の実施（可能であれば機能的測定法を実施して，血小板活性化能を持つHIT抗体を検出する）

コラム －HIT検査　血清学的診断法－

- 臨床検査は，測定原理を理解した上で使用するようにしましょう．検査の本質を理解しないと判断を誤る可能性があります（どんな検査についても）．
- 臨床検査として実施可能なHIT抗体検査には，免疫測定法（2012年に保険適用）があります．これは，以前より研究的に用いられてきたELISA（enzyme-linked immunosorbent assay）による測定法を，全自動検査機器において免疫測定試薬（化学発光免疫法，ラテックス免疫比濁法）で測定しています．免疫測定法は，患者検体中にHIT抗体が含まれているかどうか，抗体の濃度を検出・定量するために用いられています．多くの場合には，この検査が弱陽性のみでHITとされることがあり，過剰診断になりがちです．この検査は単に複合体に結合する抗体を確認する検査であって，病的な原因となる血小板活性化能を持つかを判定できないためです．特異度が高くないこの検査診断法の欠点を補うためにも，HIT診断には必ず臨床的な診断も必要です．一方，陰性の場合はHITを95〜99%程度否定できるとされています[2, 3]．
- 免疫学的なHIT抗体価が過度に高値の場合には，HITの可能性が高いです（ELISA法でOptical Density値が2以上）．ただし，保険収載法でも，ラテックス免疫比濁法などのELISA法と同様な考え方ができるか不明です．
- HITを確実に診断するためには，血小板を強く活性化させる能力を測定し得る機能検査法を実施するべきですが，欧米で実施されている検査法（血

小板が活性化するときに放出されるセロトニンを測定）は，現在，一般診療で依頼できません．わが国では，HIT 抗体により活性化血小板から産生された，血小板由来マイクロパーティクルをフローサイトメトリーで測定することで評価可能（国立循環器病研究センター病院 輸血管理室 宮田茂樹先生が研究）ですので，ご相談ください．免疫測定法で陰性でも，臨床経過として HIT が否定できない場合には機能的測定法による判定は有用です（機能検査法で陰性は HIT ではありません）．

文献

1) Warkentin TE：Heparin-induced thrombocytopenia. Curr Opin Crit Care 21：576-585, 2015
2) Greinacher A：CLINICAL PRACTICE. Heparin-Induced Thrombocytopenia. N Engl J Med 373：252-261, 2015
3) 宮田茂樹：Heparin 投与に依存しない自然発生型ヘパリン起因性血小板減少症．臨血 57：2124-2135, 2016
4) 科学的根拠に基づいた血小板製剤の使用ガイドライン，日本輸血・細胞治療学会(編).（http://yuketsu.jstmct.or.jp/wp-content/uploads/2017/06/c10494e13d5d73a9febc5c3a9bbaaff2.pdf）［参照 2017・9・20］
5) 宮田茂樹ほか：【臨床血液学―最新情報と今後の展望 2016（血小板・凝固・線溶系疾患）―】免疫学的特異性に基づいたヘパリン起因性血小板減少症（HIT）の適切な診断と治療．臨血 57：322-332, 2016

13 特発性血小板減少性紫斑病と血栓性血小板減少性紫斑病．名前は似ているけど…

◆結論から先に

- 特発性血小板減少性紫斑病（ITP）は，血小板が減り出血しやすくなる病気です[1,2]．
- 一方で，血栓性血小板減少性紫斑病（TTP）は，血小板が減るのに全身に血栓ができやすくなる病気です[3]．
- 血小板輸血は重症な ITP に適応がありますが，TTP には禁忌となります[2,3]．

◆血小板減少は出口症状の有無で鑑別診断できる

- 血小板数が 2,000/μL（基準値：15 万〜40 万/μL）と低下した患者さんが救急搬送されてきた場合，以下，①〜③の理学的所見で，当たりをつけることが可能です．

①鼻血，口腔内出血，全身の皮膚に出血があれば，ITP，播種性血管内凝固症候群（DIC）を疑う．DIC なら APTT と PT の延長，D-dimer 高値を認める．
②出血症状がなければ，偽性血小板減少症を疑う．血液塗沫標本で血小板の凝集像を認める，またはクエン酸採血（血小板専用容器）で血小板数が正常化すれば，偽性血小板減少症と診断する．慌てて輸血をしないこと．
③出血症状がなく，動揺する精神神経症状を合併していれば，TTP を疑う．

◆検査をどう活用するか？

- 基礎疾患がなく，血小板＜10万/μL であればITPと臨床的に診断します[2]．若いITP患者の診断に骨髄検査は必須ではなく，高齢者で骨髄異形成症候群（MDS）を鑑別する場合には必要となります[2]．
- ADAMTS13 活性＜10%（保険適用外）であれば，TTPと診断します．遺伝形式が常染色体劣性遺伝の先天性TTPは国内患者数が約60名と極めてまれであり，9割以上が後天性TTPです[3]．
- 後天性TTPの9割以上で，ADAMTS13 インヒビター（製造販売承認されましたが，保険適用待ち）を認めます[3]．

◆初期対応をどうするか？

- 後天性TTPであれば，速やかに血漿交換療法をはじめます．血漿交換ができなければ，高度医療機関に急いで搬送します[3]．
- ITPにはプレドニゾロン1 mg/kg/day（高齢者は 0.5 mg/kg/day）で開始します．約2〜4週間で血小板数が増加します[2]．
- 重症ITPには，血小板製剤10単位の輸血，免疫グロブリン大量療法（0.4 g/kg/day, 5日間）を開始します[2]．免疫グロブリン大量療法は約100万円と高額で血漿分画製剤なので，慎重に適応を考える必要があります．

◆期待される治療効果

- 後天性TTPは，無治療では2週間以内に9割が死亡します[3]．血漿交換療法によって8割は救命できますが，3割が再発・難治例となります[3]．
- 後天性TTPの再発・難治例に抗体医薬リツキシマブが有効で，国内外のガイドラインで推奨されています[3,4]．あいにく国内では保険適用外であり，最近医師主導治験が行われました[5]．
- ITPの標準的治療は，副腎皮質ステロイド（プレドニゾロン）であり，8割に有効です．仮にプレドニゾロンが無効または，糖尿病などの副作用で困る場合，第二選択薬治療を行います[2]．血小板が破壊される臓器

である脾臓の摘出（脾摘）は約 7 割に有効です[2]．巨核球血小板の造血因子であるトロンボポエチン受容体作動薬（エルトロンボパグ，ロミプロスチム）は，約 8 割の患者さんに有効です．平成 29 年 6 月にリツキシマブが慢性 ITP に適応拡大となり，今後は脾摘を希望しない方，ステロイドの副作用で困る方，トロンボポエチン受容体作動薬を中止したい方などに治療の幅か広がります[6,7]．

◆ *Helicobacter*（*H.*）*pylori* の除菌療法

- 慢性 ITP 患者さんの *H. pylori* を除菌をすると，約 6 割で血小板が増えます[2]．
- 抗菌薬に耐性で一次除菌が失敗しても，二次除菌に成功すれば血小板が増えることが多いです[2]．
- 日本人に対する有効性は約 6 割と高いですが，不思議なことに北米では効果は 5％程度と言われています．人種差または，*H. pylori* の種類の違いと言われています[2]．

◆ピットフォール

- 若い女性患者さんの場合，発症当初は ITP と診断しても数年してから全身性エリテマトーデス（SLE）に移行することがあります．
- 入院患者の血小板減少では，ヘパリン起因性血小板減少症（HIT）を疑い，HIT 抗体を提出します．静脈留置カテーテルのヘパリンロックでも発症することがあるので注意が必要です．
- ITP の治療目標は，血小板数を正常化することではありません．血小板 < 3 万/μL で治療開始を検討します[2]．

コラム －造血因子製剤－

- 血液細胞には，大きく分けて赤血球，白血球，血小板があります．それぞれに造血因子製剤が臨床応用されています．

- 慢性腎臓病による腎性貧血には，赤血球造血を刺激するエリスロポエチン製剤が有効です．
- 抗がん剤による好中球減少症には，G-CSF 製剤が臨床応用され，肺炎予防とスケジュールどおりに化学療法を受けることを可能にしました．
- 最後に臨床応用されたのが，血小板増加作用を持つトロンボポエチン受容体作動薬です．慢性型 ITP の約 8 割に有効ですが，治療を中断すると約 2 週間で元の血小板数に低下します．つまり，治療継続が必要となります．

◆診療ガイドライン

- 成人 ITP には「成人特発性血小板減少性紫斑病治療の参照ガイド 2012 年版」[2] を活用します．
- ITP 合併妊娠の管理については，血液内科，産科，小児科，麻酔科の専門家が作成した「妊娠合併特発性血小板減少性紫斑病診療の参照ガイド」[1] が便利です．
- TTP については「血栓性血小板減少性紫斑病 (TTP) 診断ガイド 2017」を活用します[3]．

◆個人的な経験で言えば…

- 高齢者の ITP 患者さんの約 8 割は，*H. pylori* に感染しています．除菌すれば，約 6 割は血小板が増えます．
- 井戸水を飲んだことがない若い ITP 患者さんは *H. pylori* に感染しておらず，除菌療法ができないことが多いです．
- トロンボポエチン受容体作動薬により，脾摘の回避，プレドニゾロンの減量・中止が可能になります．高額な薬剤費（年間約 300 万円）が，長期にわたってかかるのが課題です．
- 難治性 TTP の約 9 割に，リツキシマブ（保険適用外）が有効です[3]．リツキシマブが選択できない場合は，免疫抑制効果の強いシクロホスファミド（保険適用外）の投与を検討します[3]．

◆こんな患者さんがいました

症例1：37歳女性

- 福岡県の基幹病院から TTP 患者さんについて，相談の電話がありました．血漿交換が無効で，痙攣発作のある若い患者さんです．急遽，リツキシマブの医師主導治験に参加して，元気に社会復帰されています．

症例2：30歳代女性

- 血小板が1万/μL 以下と少なく，妊娠を控えている若い女性の ITP 患者さんがいました．患者と両親は，脾摘を望まれていません．リツキシマブの医師主導治験に参加して ITP は見事治り，2人の子宝に恵まれました．

- 欧米に遅れること既に10数年．ITP に続いて TTP に対するリツキシマブが，国内でも早期に承認されることを願います．

Take Home Message

- 血小板減少の鑑別診断として，ITP は出血しやすくなる難病です．TTP は反対に全身に血栓ができる難病です（表1）．
- 血小板輸血は重症の ITP に適応があります[2]．TTP には禁忌なので要注意です[3]．
- トロンボポエチン受容体作動薬（エルトロンボパグ錠，ロミプロスチム錠）は，慢性 ITP 患者の脾摘回避，プレドニゾロンの減量・中止に有効です．
- 抗体医薬リツキシマブの TTP への保険適用拡大が期待されています．
- 一方で，慢性 ITP に対して，2017年6月にリツキシマブが適応拡大されました．

表1 ◆ ITPと後天性TTPの比較

	ITP	後天性TTP
患者数（国内）	約2万人	不明
年間発症者数（国内）	約3,000人	約400人
性差	女性が男性の2倍多い	ない
好発年齢	小児は5歳未満．女性は20～30歳代と60歳以上．男性は60歳以上	中高年
主な症状	鼻血，手足のあざ，過多月経，重症例では脳出血	息切れ，動揺する精神神経症状（失見当識，一過性の麻痺，軽度の意識障害），微熱
病態	自己抗体による血小板の破壊亢進と，血小板の産生低下	血中のADAMTS13酵素活性の低下による全身の血栓
検査	血小板<10万/μL	Coombs試験陰性の溶血性貧血，血小板減少，軽度の腎障害
治療法	副腎皮質ステロイド．ステロイド無効例には，脾臓摘出術，トロンボポエチン受容体作動薬（エルトロンボパグ錠，ロミプロスチム注射薬），リツキシマブ．成人例の慢性型には，H. pyloriの除菌療法も考慮．重症例には，免疫グロブリン大量療法，ステロイドパルス療法，血小板輸血	速やかに血漿交換療法を開始．副腎皮質ステロイドを併用する．再発・難治例には，ステロイドパルス療法，リツキシマブ（保険適用外），シクロホスファミド（保険適用外）を検討
致死率	強力な血小板増加作用を持つトロンボポエチン受容体作動薬の臨床応用により，難治例が脳出血で死亡するのはまれになった	無治療では約9割が2週間以内に死亡．血漿交換療法により約8割が救命される

〔文献2，3を参考に著者作成〕

文献

1) 宮川義隆ほか：妊娠合併特発性血小板減少性紫斑病診療の参照ガイド．臨血 55：934-947, 2014
2) 藤村欣吾ほか：成人特発性血小板減少性紫斑病治療の参照ガイド2012年版．臨血 53：433-442, 2012
3) 松本雅則ほか：血栓性血小板減少性紫斑病（TTP）診療ガイド2017．臨血 58：271-281, 2017
4) 宮川義隆：ITPとTTPに対するリツキシマブ．日内会誌 103, 1654-1659, 2014
5) Miyakawa Y et al：Efficacy and safety of rituximab in Japanese patients with acquired thrombotic thrombocytopenic purpura refractory to conventional therapy. Int J Hematol 104：228-235, 2016
6) 宮川義隆：白熱！医師主導治験の現場．臨血 57：2145-2150, 2016
7) Miyakawa Y et al：Efficacy and safety of rituximab in Japanese patients with relapsed chronic immune thrombocytopenia refractory to conventional therapy. Int J Hematol 102：654-661, 2015

14 血小板数は正常なのに出血傾向あり

◆結論から先に

- 血小板数が正常の出血傾向で考えるのは,「血管の異常」,「血小板機能異常」,「凝固因子欠乏」,「線溶亢進」の病態です.
- 「問診」→「出血症状の確認」→「検査」という流れで進めます.
- 先天性疾患で頻度が高いものは,血友病A(男性で1/5,000),血友病B(男性で1/25,000),von Willebrand病(VWD,海外の報告では1/10,000)です[1].
- 頻度は高くないですが,後天性血友病A,後天性von Willebrand症候群(aquired von Willebrand syndrome:AVWS)などの後天性疾患も増えているので,鑑別疾患に含めることが重要です.

◆問診のポイント

- 出血性疾患の鑑別には,「先天性か? 後天性か?」が大事なポイントです.いつから出血傾向があったのかを,意識して問診をします.

1 ■ 出血歴

- 「ぶつけていないのにアザができた」などのエピソードがはっきりしない場合は,誰もが経験している出血症状の程度を確認しましょう.
- 鼻出血や口腔内出血(抜歯や歯の生えかわり)で,「何時間も,あるいは翌日まで血が止まらなかった」,「耳鼻科や歯科で追加処置が必要だった」,「出血症状で入院した,輸血をした」というエピソードは出血傾向を示す重要な情報です.
- 女性の場合は過多月経の有無を確認します.他人と比べることは通常ないため,「月経血の量は多くないか?」と聞くだけでは不十分であり,「1日に何回もナプキンを交換する必要があるか?」などと具体的に確認し

- ましょう．
- 出産経験のある女性では，分娩時の大量出血，止血異常がなかったかも確認します．

2 家族歴
- 先天性疾患が疑われたときは，遺伝性疾患も考え家族歴を聴取します．
- 代表的な先天性凝固因子欠乏症である血友病はX染色体劣性遺伝であり，ほとんどは男性に発症します．兄弟や母方家系の男性に同じ症状を認めることがありますが，1/3の症例は孤発例であるため，家族歴がないことを理由に血友病を否定することはできません．
- 「血友病保因者女性の1/4は凝固因子活性が40％以下」という報告もあります[2]．出血傾向がある保因者もいるので，「女性だから血友病ではない」とは言えないことに注意が必要です．
- VWDやフィブリノゲン異常症では常染色体優性遺伝が多く，家系内の男女両性に同じ症状や検査所見を認めることがあります．
- 先天性血小板機能異常症やまれな凝固因子欠乏症は常染色体劣性遺伝がほとんどですが，両親が血族婚や同じ地方出身のことがあり，念のため確認します．

3 内服薬
- 後天性疾患が疑われたときは，内服薬を必ず確認します．抗血小板薬ではアスピリン，クロピドグレル，プラスグレル，シロスタゾールなど，抗凝固薬ではワルファリン，ダビガトラン，リバーロキサバン，エドキサバン，アピキサバンなどです．
- 上記以外では血小板機能を抑制するNSAIDsが重要です．
- 抗菌薬の長期投与によるビタミンK欠乏や，ステロイドによる血管脆弱性も出血傾向の原因となります．

4 既往歴・合併症
- 後天性疾患では基礎疾患が存在することもあります．特に重要なものは悪性腫瘍，感染症，自己免疫疾患，循環器疾患，肝疾患などです．
- 手術歴や外傷歴がある患者では，止血困難がなかったかを確認します．術前検査（血小板数，APTT，PTなど）での異常の有無も確認します．

◆出血症状の確認

- 出血症状が皮膚や粘膜（鼻，口腔内）などの表在性出血か，筋肉・関節や臓器などの深部出血かにより，止血異常の原因部位がある程度推測できます（表1）.
- 特徴的な出血が診断に役立つこともあり，血友病での関節内出血，第XIII因子欠乏症や無フィブリノゲン血症での臍出血，von Willebrand因子（VWF）異常による消化管の血管異形成（Heyde症候群など）が有名です.

◆検査のポイント

- 疾患の当たりをつけた後は，スクリーニング検査としてPT，APTT，フィブリノゲン，FDP（もしくはD-dimer）を行います.
- PT，APTTの結果によって疾患が絞れたら，確定診断のために追加検査を行います（表2）.

1 ▪ PT 正常，APTT 正常

- 血管の異常や血小板機能異常の可能性があるため，Rumpel-Leede試験（血管の異常を反映）や出血時間などの検査を考慮します.
- 出血時間の延長は血管や血小板の異常を反映します．一般的にはDuke法（耳朶を穿刺する方法）で測定されますが，検者や手技により測定結果がばらつきます．参考程度に捉えるのがよいかもしれません.

表1 ◆異常部位による出血症状と代表的疾患

異常部位	出血症状の特徴	代表的疾患
血管	表在性出血が多い 　皮膚（点状出血），粘膜（鼻出血，歯肉出血）	老人性紫斑病，ステロイド紫斑病，血管炎，Ehlers-Danlos症候群，Osler病
血小板	表在性出血が多い 　皮膚（点状出血），粘膜（鼻出血，歯肉出血）	血小板機能異常症，尿毒症，薬剤性の疾患，多発性骨髄腫，VWD
凝固系	深部出血が多い 　関節内出血，筋肉内出血，皮下出血など	血友病A，血友病B，後天性血友病A，肝硬変，ビタミンK欠乏症
線溶系	出血症状は多彩 　後出血（止血後の再出血）が多い	第XIII因子欠乏症，α_2プラスミンインヒビター欠乏症，DIC

注）VWDは血小板粘着の異常をきたす．第XIII因子欠乏症では線溶に弱い血栓ができる.

表2 ◆ APTT, PTによる主な鑑別疾患

		APTT	
		正常	延長
PT	正常	血小板機能異常症 第XIII因子欠乏症 自己免疫性出血病XIII 抗血小板薬投与	血友病A, 血友病B VWD 第XI因子欠乏症 後天性血友病A AVWS ヘパリン投与, ダビガトラン投与
	延長	第VII因子欠乏症 ワルファリン投与 リバーロキサバン投与	肝硬変 ビタミンK欠乏症 大量出血 DIC 無フィブリノゲン血症/フィブリノゲン低下症 他の共通系凝固因子（II, V, X）欠乏症 後天性第V因子インヒビター

- 先天性血小板機能異常症（血小板無力症など）の鑑別のために，血小板凝集能検査を行います．院内で施行できなければ，専門施設に相談しましょう．
- 後天性血小板機能異常症としては薬剤性の疾患，尿毒症，M蛋白などの異常蛋白血症などがあります．
- 第XIII因子欠乏症の鑑別のために，第XIII因子活性を測定します．後天性では自己免疫性出血病XIIIの可能性があるため，専門施設に相談しましょう．
- 出血傾向がある播種性血管内凝固症候群（DIC）でも，凝固因子低下が軽度でPT, APTTが正常のことがあります（線溶亢進型DIC）．スクリーニング検査でFDP/D-dimerが上昇していれば，TAT, PIC, SF等も評価します．
- VWDでも，タイプや第VIII因子活性によってはAPTTが正常になることがあります．見逃しを減らすために，PT, APTTが正常でもVWFを測定する方がよいと考えます．

2 ▪ PT延長, APTT正常

- 頻度として高いのはワルファリン内服です．非薬剤性の軽度のビタミンK欠乏症でも，PTのみが延長することもあります．他の薬剤性の原因として，直接経口抗凝固薬（direct oral anticoagulant：DOAC）のリバーロキサバンがあります．

- 外因系凝固因子欠乏症も鑑別疾患なので，第Ⅶ因子活性を測定します．

3 ▪ PT 正常，APTT 延長

- 薬剤性ではヘパリンが最も多く，検体へのヘパリンの混入（末梢静脈路や A-line からの採血など）は除外します．他の薬剤性の原因としては，DOAC のダビガトランがあります．
- 内因系凝固因子欠乏症が鑑別疾患に挙がりますが，頻度的には血友病 A（第Ⅷ因子欠乏症），血友病 B（第Ⅸ因子欠乏症）が多いです．第Ⅺ因子欠乏症はまれであり，第Ⅻ因子欠乏症は活性が 1% 未満であっても出血傾向となることはありません．保険適用上，「凝固因子活性の検査は 1 回に 2 項目まで」となっていますので，どれか 2 項目となれば第Ⅷ因子と第Ⅸ因子を選択しましょう．
- 第Ⅷ因子活性が低下していた場合は VWD の否定のために，VWF 抗原（「第Ⅷ因子様抗原」と呼ばれることもある），VWF リストセチンコファクター活性を測定します．
- 後天的に第Ⅷ因子が低下する病態としては，後天性血友病 A があります．APTT クロスミキシング試験が大変有用なので，必ず行いましょう．
- また，後天的に VWF が低下する病態として，AVWS が最近注目されています[3]．大動脈弁狭窄症などの循環器疾患や，リンパ増殖性疾患，本態性血小板血症などの骨髄増殖性疾患を基礎疾患として VWD と同様の病態を呈します．

4 ▪ PT 延長，APTT 延長

- 全般的な凝固因子の低下，もしくは単独の共通系凝固因子欠乏症が考えられます．前者の病態としては，①産生低下，②消費亢進があります．
- ①の原因としては肝硬変，ビタミン K 欠乏症があります．肝硬変の基礎疾患や，肝トランスアミナーゼ等を確認します．ビタミン K 欠乏症の診断には PIVKA-II（protein-induced by vitamin K absence or antagonist-II）が有用です．PIVKA-II は翻訳後修飾されずに血中に出てきた，いわば不良品の第Ⅱ因子です．②の原因としては，大量出血や DIC があります．
- 先天性の共通系凝固因子欠乏症は非常にまれです．後天性では第Ⅹ因子欠乏症（AL アミロイドーシスに伴う），第Ⅱ因子欠乏症（lupus antico-

agulant hypoprothrombinemia syndrome：LAHPS）などがありますが，最近は後天性第Ⅴ因子インヒビターの報告も増えています．APTT（or PT）クロスミキシング試験が必須ですが，外注検査会社でも Bethesda 法による第Ⅴ因子インヒビターの検査が可能になっています．

Take Home Message

- 出血性疾患の鑑別に「問診」と「出血症状の部位・性状の確認」が重要であることは，今も昔も変わりません．
- その上で，PT，APTT の測定結果により，疾患を絞り込んでいきましょう．

文献

1) Sadler JE et al：Impact, diagnosis and treatment of von Willebrand disease. Thromb Haemost 84：160-174, 2000
2) Plug I et al：Bleeding in carriers of hemophilia. Blood 108：52-56, 2006
3) Tiede A et al：How I treat the acquired von Willebrand syndrome. Blood 117：6777-6785, 2011

15 血液疾患の既往のない患者が皮下，筋肉の出血

◆結論から先に

- 後天性血友病Aは第Ⅷ因子に対する自己抗体により，生命を脅かすほどの出血をきたす緊急度の高い疾患です．
- 血液疾患の既往のない患者が突然の皮下出血や筋肉出血で来院し，APTTのみの延長を示す場合には，まず後天性血友病Aを疑うことが大切です．症状が重篤である場合には，第Ⅷ因子活性の結果などが得られなくても躊躇せず血液専門医にコンサルトしましょう．
- 後天性血友病Aの出血症状には，遺伝子組換え活性型第Ⅶ因子製剤，凝固因子抗体迂回活性複合体あるいは第Ⅹ因子加活性化第Ⅶ因子を止血治療薬として用います．
- プレドニゾロンによる免疫抑制療法を診断と同時に開始します．

◆診察のポイントはなにか？

- 出血傾向は，原因により先天性（遺伝性）と後天性に大別されます．それぞれの治療方針が異なるため両者の鑑別が大切です．問診により，どのような出血症状がいつ頃からあるのか，同じような出血症状を持つ家族がいるかなどを把握します．
- 日常臨床で経験される出血傾向の多くは，薬剤に関連するものです．アスピリンなどの抗血小板薬や非ステロイド抗炎症薬（NSAIDs）などについても，薬剤の具体名を挙げて確認するとよいでしょう．
- 後天性血友病Aでみられる出血症状の多くは，広範囲な皮下出血と筋肉出血ですが，消化管出血，腹腔内出血，頭蓋内出血などのように体表面からみえない出血にも注意しましょう[1]．なお先天性血友病Aでみられるような関節出血はあまり多くありません．

◆どのような検査をすべきか？

- まず，血小板数を含む血算，プロトロンビン時間（PT），活性化部分トロンボプラスチン時間（APTT）を測定します．
- 出血傾向に加えて血小板数の減少を伴う場合には，FDPやD-dimerなどの分子マーカーが有益な情報をもたらします．これらの分子マーカーが増加する場合には播種性血管内凝固症候群（DIC）を疑い，基礎疾患の検索も必要となります．FDPやD-dimerが正常ないし軽度の増加に留まる場合には，造血器腫瘍や骨髄異形成症候群（MDS）などの造血障害，血栓性血小板減少性紫斑病（TTP）などの血小板血栓や特発性血小板減少性紫斑病（ITP）を鑑別する必要があり，末梢血塗抹像や骨髄検査などの検査を進めて行きます．
- 日常臨床で経験する血小板減少の多くは薬剤起因性血小板減少症であり，投与されている薬剤の詳細を把握することが重要です．
- PTが単独で延長する原因は，肝障害による産生障害，経口摂取の低下あるいは下痢や抗菌薬の長期間の使用，ワルファリンの服用によるビタミンK欠乏によるもの，DICによる消費性低下など主に後天性疾患を鑑別します．
- 採血手技により組織液が混入すると，APTTの短縮をきたすことがあります．一方で点滴ルートなどを介して未分画ヘパリンなどの抗凝固薬が混在すると，APTTが過度に延長することにも注意します．
- 日常臨床でみられるAPTT延長の多くは，肝障害による産生低下，絶食や抗菌薬の長期間投与によりビタミンK欠乏が重篤化したもの，DICによる凝固因子の消費性低下，未分画ヘパリンなどの抗凝固薬によるものです．
- これらの検査にいずれも異常がみられない場合には，出血時間を測定します．出血時間の延長が単独でみられる場合には，血小板機能異常と血管の異常を考えます．その多くは，抗血小板薬や消炎鎮痛薬，カルシウム拮抗薬などによる薬剤起因性の血小板機能障害であるため，出血症状を考慮した上でこれらの処方薬の適否を決めます．ただし出血時間は，検者によりばらつきが生じやすい検査であることに注意しましょう．

◆どのように診断するのか？（図1）

- 後天性血友病 A は APTT が単独で延長する疾患です．
- まず，APTT の単独延長の原因として前項で述べた疾患や病態が除外されれば，内因系凝固因子の異常を疑います．欠乏により実際に出血をきたし得る因子として第XI，第IX，第VIII因子と von Willebrand 因子（VWF）に着目し，それらの活性を測定します．特に von Willebrand 病（VWD）や後天性 von Willebrand 症候群（AVWS）では，VWF の低下により第VIII因子の半減期が短縮し APTT が延長するため，APTT 延長の鑑別疾患に必ず入れておきましょう[2]．
- 併せて APTT クロスミキシング試験（APTT 交差混合試験）を実施し，APTT 延長が凝固因子の欠乏によるものか，なんらかの阻害因子の存在によるものかを区別しましょう．一般的に患者血漿と健常人の血漿を1：1で混和した際に，延長していた APTT が正常化するものを欠乏型，正

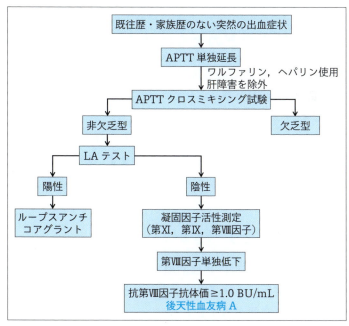

図1 ◆後天性血友病 A の診断チャート

常化しないものを非欠乏型（インヒビター型）と分類します．
- 注意しなければならないのは，出血ではなく静脈血栓塞栓症（VTE）や脳梗塞などの血栓症状を有し，APTT の延長と APTT クロスミキシング試験で非欠乏型を示す患者さんです．この場合には，抗リン脂質抗体症候群（antiphospholipid syndrome：APS）を疑い，ループスアンチコアグラント（lupus anticoagulant：LA）因子や抗β_2-GPI 抗体を確認しましょう．
- 既往歴のない患者さんで，突然発症する出血症状と APTT の単独延長，APTT クロスミキシング試験で非欠乏型を示す場合には，上述したように凝固因子に対する阻害因子を疑います．これらのうち第Ⅷ因子活性のみが低下している場合には，さらに抗第Ⅷ因子抗体価（インヒビター力価）を測定します．1.0 Bethesda unit（BU）/mL 以上の力価でインヒビターが検出されれば後天性血友病 A と診断されます．一連の検査値の解釈には専門的知識が必要ですので，血液専門医と協力して進めるとよいでしょう．

◆背景疾患の検索をどのように進めるか？

- 後天性血友病 A の原因である抗第Ⅷ因子抗体がなぜ生じるのかについては，免疫機構の破綻と考えられていますが，現在のところそのほとんどが不明です．
- 発症時に明らかな基礎疾患がみられなくても，経過中に免疫異常をきたすような基礎疾患が顕在化することがあります．絶えず自己免疫疾患や悪性腫瘍などに注意しながら診療に当たる必要があるでしょう．

◆どのような治療をすべきか？

- 後天性血友病 A の治療は，止血治療と免疫抑制療法が基本です．貧血の進行を伴う出血症状や臓器出血がみられる場合には，これらの治療を速やかに開始する必要があります．
- 第Ⅷ因子が阻害された状態で止血機能を発揮できるバイパス止血治療薬

を用います．遺伝子組換え活性型凝固第Ⅶ因子製剤は 90 〜 120 μg/kg/回（例：体重 50 kg では 5 mg/回）を 2 〜 3 時間ごとに，凝固因子抗体迂回活性複合体は 50 〜 100 U/kg/回（例：体重 50 kg では 2,500 〜 5,000 U/回）を 8 〜 12 時間ごとに投与します[3]．

- 現在のところ上述した 2 剤のうちどちらが有効であるかを予測することができないため，投与開始後の止血効果をみながら治療を進めます．一方の製剤の効果が乏しい際に，もう一方の製剤に切り替えることで有効な止血が得られることもあります．最近これらの製剤に加えて，第Ⅹ因子加活性化第Ⅶ因子も血液製剤として使用できるようになりました．
- 止血治療中は，止血効果を 2, 3 日ごとに臨床症状やヘモグロビン値の推移により評価します．また症状がなくても D-dimer などの検査を行い，血栓症にも注意します．高額なバイパス血液製剤を漫然と投与し続けることは，副作用や医療経済上の観点からも慎むべきです．
- インヒビター力価が低くかつ第Ⅷ因子活性が検出される場合には，デスモプレシン（DDAVP）や第Ⅷ因子製剤の使用も考慮されますが，第Ⅷ因子活性を把握する必要があることや止血効果を必ずしも反映しないことなどから，実際に使用される機会はそれほど多くありません．
- 後天性血友病 A の根治のためには，基礎疾患の検索とその治療とともに，抗第Ⅷ因子自己抗体を消失させる必要があります．多くの場合，プレドニゾロン 1 mg/kg/day の単独投与による免疫抑制療法が基本となります．
- 免疫抑制療法の効果は，APTT，第Ⅷ因子活性，抗第Ⅷ因子抗体価を週 1 回程度の頻度で測定し，それらの推移から判定します．抗第Ⅷ因子抗体価の低下を指標にしながらプレドニゾロン量を判断するとよいでしょう．
- 後天性血友病 A は，免疫抑制療法により抗第Ⅷ因子自己抗体が消失した後も再燃することがあります．治療終了後も定期的に APTT や第Ⅷ因子活性を確認します．

◆こんな患者さんがいました

症例：78 歳男性

- 10 日前より右胸背部から上腕部にかけて皮下出血と疼痛が続くため来院．既往歴に特記すべきことなし．赤血球 122 万/μL，Hb 4.0 g/dL，Ht 12.8％，白血球数 9,800/μL，血小板 27.6 万，PT 12.1 min（基準 10.4 〜 12.2），APTT 85.2 min（基準 23.1 〜 36.3），フィブリノゲン 256 mg/dL，FDP 3.8 μg/mL，LA 因子陰性，第XI因子活性 106.8％，第IX因子活性 120.5％，第VIII因子活性＜1％，抗第VIII因子インヒビター力価 94 BU/mL（＜0.5）．

- 成人発症の出血症状をきたした患者さんで，APTT 延長と APTT クロスミキシング試験による非欠乏型，第VIII因子活性の低下と抗第VIII因子インヒビターが陽性であることから後天性血友病 A と診断しました．
- 活性型第VII因子製剤 5 mg/回を 4 時間ごとに投与し，翌日には良好な止血が得られました．プレドニゾロン 50 mg/日の開始から約 2 ヵ月後に第VIII因子活性が回復し，抗第VIII因子抗体も消失しました．一連の経過中に免疫異常や悪性腫瘍などの基礎疾患はみられませんでした．

Take Home Message

- 既往歴や家族歴のない患者が突然の皮下出血や筋肉出血で来院し，APTT のみの延長を示す場合には，後天性血友病 A を鑑別しましょう．
- 後天性血友病 A の診断が付けば，速やかにバイパス止血治療薬による止血治療とプレドニゾロンによる免疫抑制療法を進めましょう．

文献

1) Kruse-Jarres R：Acquired bleeding disorders in the elderly. Hematology Am Soc Hematol Educ Program 2015：231-236, 2015
2) Collins WP et al：Diagnosis and management of acquired coagulation inhibitors：a guideline from UKHCDO. Br J Haematol 162：758-773, 2013
3) 田中一郎ほか：後天性血友病 A 診療ガイドライン．日血栓止血会誌 22：295-322, 2011

16 繰り返す静脈血栓症

◆結論から先に

- 繰り返す静脈血栓症，まれな部位の血栓，若年性発症（40歳代未満），家族歴などを認めたら，先天性の血栓性素因であるアンチトロンビン（antithrombin：AT），プロテインC（protein C：PC），プロテインS（protein S：PS）の欠乏症を疑います．
- 血栓症状，活性低下を認め，鑑別診断を行い，遺伝性を示唆する所見を認めれば，遺伝子変異が同定できなくても，先天性血栓性素因を強く疑うことができます．
- AT，PC，PS活性は，新生児，妊娠，血栓症急性期，その他多様な病態で低下し，また薬剤の影響を受けます．
- 血栓性素因の患者さんの血栓症は時に致死的となり，また再発を繰り返すので，抗凝固療法を通常は長期間継続します．

◆繰り返す静脈血栓症の患者さんに遭遇したら，どんな疾患を考えるのか？

- 以下の3つの場合が考えられます[1]．

①先天性血栓性素因
②抗リン脂質抗体症候群（APS）
③悪性腫瘍

- 先天性血栓性素因の患者さんは，主に静脈血栓症を起こします．時に，PC欠乏症では脳梗塞を20%程度に認めます．
- APSの患者さんは，静脈にも動脈にも血栓症を発症します．動脈に発症する場合は脳梗塞が多く，心筋梗塞は少ないです．静脈に発症する場合は，深部静脈血栓症（DVT）や肺血栓塞栓症（PE）が多いです．習

慣流産を合併する場合もあります．
- わが国の静脈血栓塞栓症（VTE）1,076 例を対象とした臨床研究[2]で，危険因子がある症例の中では悪性腫瘍が最も多く 27% を占めていました．VTE の患者さんをみたら，悪性腫瘍の存在は必ず頭の片隅に入れておきましょう．本項では，先天性血栓性素因を中心に以下記載します．

◆先天性血栓性素因の診断はどうするのか？

- 以下の診断基準が提唱されています[3]．診断基準をチャートにまとめてみました（図1）．

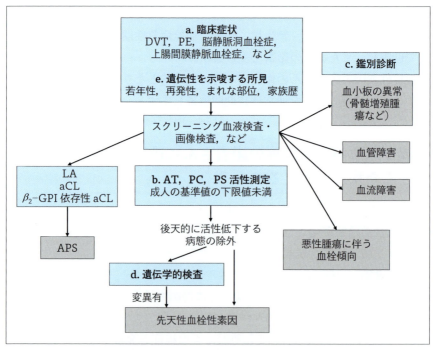

図1 ◆先天性血栓性素因の診断チャート（主に成人を対象とした場合）
LA：ループスアンチコアグラント，aCL：抗カルジオリピン抗体，β_2-GPI：β_2-グリコプロテイン I

a）症状：

①新生児，乳児期（0〜1歳）：胎児脳室拡大（水頭症），新生児脳出血・梗塞，脳静脈洞血栓症，電撃性紫斑病，硝子体出血．皮膚の出血斑，血尿などがしばしばみられる．

②小児（2〜17歳），成人（18歳〜）：VTE（DVT や PE，脳静脈洞血栓症，上腸間膜静脈血栓症など），動脈血栓症（脳梗塞など）．小児期では，脳出血・梗塞で発症する割合が多い．成人女性では，習慣流産をきたす場合もある．

b）検査所見：AT，PC，PS 活性を測定し，いずれかの活性が成人の基準値の下限値未満（通常 60％ 程度が多い）を示す．小児の場合は，別の基準値を使用[4]．

c）鑑別診断：成人の場合は，血小板の異常（骨髄増殖性腫瘍など），血管障害，血流障害，APS，悪性腫瘍などを除外する．

d）遺伝学的検査：遺伝子解析にて，AT，PC，PS 遺伝子のいずれかに病因となる変異が同定される．

e）遺伝性を示唆する所見：

①若年性発症
②繰り返す再発（特に適切な抗凝固療法や補充療法中の再発）
③まれな部位（脳静脈洞，上腸間膜静脈など）での血栓症発症
④発端者と同様の症状を示す患者が家系内に 1 名以上存在

- 「確定診断」⇒a）のうち 1 症状以上と b）の 1 項目以上の活性低下を示し，c）の鑑別疾患が除外できて，d）の遺伝子変異を同定できた場合．
- 「診断疑い」⇒遺伝子解析を行えない場合，あるいは解析にて変異が同定できない場合でも，a）b）c）を満たし，e）の遺伝性を示唆する所見を 2 項目以上認める場合．

◆後天的に AT・PC・PS 活性が低下している場合に注意

- 以下の場合は，先天性欠乏症との鑑別に注意が必要です[5]．
  a）肝予備能の未熟あるいは低下による産生低下：新生児，肝不全，肝硬変⇒AT，PC，PS 活性低下

- b) 凝固活性化による消費：播種性血管内凝固症候群（DIC），<u>血栓症急性期</u>⇒AT，PC，PS活性低下
- c) 炎症（血管透過性亢進）による血管外漏出：敗血症DICなど⇒AT，PC，PS活性低下
- d) 尿中への喪失：ネフローゼ症候群，妊娠高血圧症候群⇒AT活性低下
- e) ビタミンK欠乏：食事摂取量の低下，抗生物質の長期連用，胆道閉塞⇒PC，PS活性低下
- f) <u>妊娠⇒PS活性低下</u>

- 次に，活性値に影響する薬剤を示します．
  - a) ヘパリンの長期投与⇒AT活性低下
  - b) <u>ワルファリン（ビタミンK拮抗薬）⇒PC・PS活性低下</u>
  - c) L-アスパラギナーゼ⇒AT・PC・PS活性低下
  - d) 女性ホルモン製剤（経口避妊薬，前立腺癌治療薬）⇒PS活性低下
  - e) 直接経口抗凝固薬（DOAC）⇒測定法によりAT・PC・PS活性偽高値
- 特に，血栓症急性期はPCやPS活性が50％以下に低下する場合があるので，先天性欠乏症だと早急に診断しないようにしましょう．
- しかし，実際には治療薬としてワルファリン内服が開始されてしまうので，臨床現場で薬や病態に影響を受けない時期に採血するのは困難です．
- したがって，繰り返し活性を測定し，活性値の変動やPCとPSの比から判断しているのが現状です．また，これらの先天性血栓性素因は常染色体優性遺伝であり両親のどちらか一方から遺伝していると予測され，両親の活性測定をお願いする場合もあります．

◆「若年性発症」とは何歳ぐらいなのか？

- 血栓症初発年齢は，AT欠乏症は20歳代に発症のピークがあり，他の欠乏症に比べて若い傾向があります．
- PC欠乏症は，19歳未満と40歳代に発症のピークがあります．新生児期の先天性血栓性素因の多くは，PC欠乏症です．
- 日本人に多いPS欠乏症は，40歳代に発症のピークがあります．

◆先天性血栓性素因の患者さんには，いつまで抗凝固薬内服を続けるのか？

- 再発予防として長期間（少なくとも3ヵ月間）抗凝固薬（ワルファリン，DOAC）を内服する必要がありますが，内服期間に関しては，誘発因子の存在，血栓症の既往歴，欠乏症のタイプなどを総合的に考慮して決定します．
- 個人的には，AT欠乏症Ⅰ型の患者さんには，永続的に抗凝固療法を継続してもらいます．
- PCやPS欠乏症の場合はケースバイケースですが，多くは長期間継続し，まれに中止して経過観察している患者さんもいます．中止して再発するとわずかなDVTであっても一気に「やぶ医者」と思われますので，実際はなかなか中止に踏み切るのは勇気がいります．

◆こんな患者さんがいました

症例1：14歳女性

- ◆ホッケーの県代表選手
- ◆主訴：右殿部および右下肢の疼痛・腫脹
- ◆家族歴：母　流産歴3回，血栓症を発症した家系員はいない
- ◆現病歴：下肢が腫れて痛かったので近医を受診し，造影CT検査にてPE，右総腸骨静脈・下腿静脈血栓症を認めた（図2）．
- ◆凝血学的検査：AT活性128%，PC活性78%，PS活性＜10%．家系内調査にて，両親，兄弟ともにPS活性が低下．
  - 以上の結果から，先天性PS欠乏症と診断．
  - 遺伝子解析にて，発端者は両親からそれぞれ異なる遺伝子変異を受け継いだ複合ヘテロ接合体性PS欠乏症であることが判明．
- ◆治療：長期間の抗凝固療法が必要であり，現在ワルファリン内服中である．

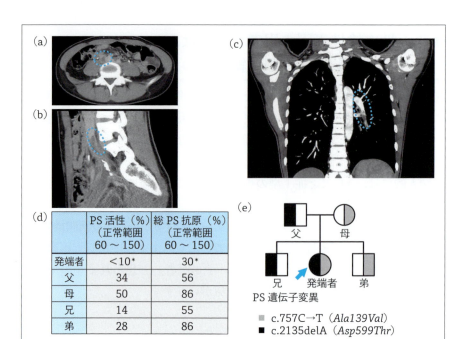

図2 ◆ 先天性複合ヘテロ接合体性 PS 欠乏症の一例
a), b), c):造影 CT, d):発端者および家系員の PS 活性・抗原量,*ワルファリン内服中のデータ, e):家系図と遺伝子変異,→発端者,父,兄は Asp599Thr 変異を持っており,一方,母,弟,発端者は Ala139Val 変異を持っている.

症例2:29歳女性

◆妊娠7週

◆主訴:左下肢腫脹・疼痛

◆家族歴:父 腸間膜静脈血栓,AT 欠乏症,叔父(父方)門脈血栓,祖母(父方)脳静脈洞血栓症

◆現病歴:すでに先天性 AT 欠乏症と診断されているが,血栓症の既往はなし.妊娠7週にて左下肢の疼痛と腫脹を認め,下肢エコー検査にて左外腸骨静脈〜総大腿静脈〜下腿静脈の広範囲な DVT を認めた.

◆凝血学的検査:AT 活性43%,PC 活性84%,PS 活性56%(妊娠のため低下),FDP 4.7 μg/mL

(次頁に続く)

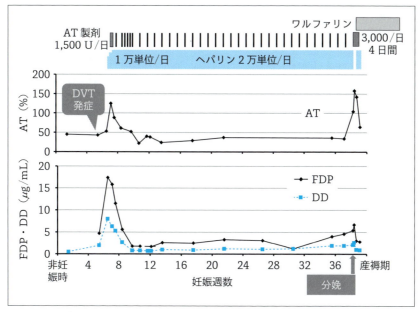

図3 ◆ 先天性ヘテロ接合体性AT欠乏症妊婦の一例

◆**治療**(図3):ヘパリン投与とAT製剤の投与を開始し,徐々に血栓は減少.妊娠中はヘパリン2万単位の自己注射を毎日継続し,陣痛開始と共にヘパリンを中止してAT製剤を4日間継続投与した.分娩後は止血確認後速やかにヘパリンを再開し,ワルファリンのコントロールが良好となってからヘパリンを中止.経過中および分娩後において,過剰出血や血栓症は認めなかった.

Take Home Message

- 血栓症を繰り返す患者さんに遭遇したら,次の3つの疾患を疑います.
  ①先天性血栓性素因
  ② APS
  ③悪性腫瘍
- AT,PC,PS活性は,病態や薬剤による影響を受けます.特に,血栓症急性期では,活性が低下するので,活性測定は何度か繰り返し測定することが大切です.

文献

1) 森下英理子：深部静脈血栓症・肺血栓塞栓症の発症機序と危険因子．日医会誌 146：22-26，2017
2) Nakamura M et al：Current venous thromboembolism management and outcomes in Japan – Nationwide the Japan venous thromboembolism treatment registry observational study –, Circ J 78：708-717, 2014
3) 厚生労働省：平成 29 年 4 月 1 日施行の指定難病（新規・更新）．(http://www.mhlw.go.jp/stf/seisakunitsuite/bunya/0000085261.html)［参照 2017・9・20］
4) Ichiyama M et al：Age-specific onset and distribution of the natural anticoagulant deficiency in pediatric thromboembolism. Pediatr Res 79：81-86, 2016
5) 森下英理子：血栓性素因の検査―アンチトロンビン，プロテイン C，プロテイン S．臨血 60：158-165，2016

17 播種性血管内凝固症候群の疑い．凝固データはどう読む？

◆結論から先に

- 播種性血管内凝固症候群（DIC）の基礎疾患を有する患者さんでは，血液凝固検査を行うことから，DIC 診断がはじまります．
- 血小板数低下が目立たない DIC もあります（特に慢性 DIC）．血小板数の低下がなくても，DIC を否定できません．
- スクリーニング検査は，血小板数以外には，FDP・D-dimer（DD），フィブリノゲン，プロトロンビン時間（PT），[活性化部分トロンボプラスチン時間（APTT）]です．
- PT や APTT が正常な DIC もありますので，これらでスクリーニングはできません．
- DIC の診断後は，トロンビン・アンチトロンビン複合体（TAT），可溶性フィブリン（SF），プラスミン・α_2プラスミンインヒビター複合体（PIC），アンチトロンビン（AT），α_2プラスミンインヒビター（α_2PI），プラスミノゲンなどを測定して，DIC 病型分類，治療方針の決定を行います．

◆まず最初に行うべき検査は？

- DIC の基礎疾患（表1）があれば，DIC 合併の可能性がありますので，血液凝固検査を行います．
- 最初に行う血小板数以外の血栓止血マーカーは，重要な順番に FDP・DD，フィブリノゲン，PT，APTT です．
- PT や APTT が正常の DIC も多いため，これらのマーカーでは DIC をスクリーニングできません．
- PT は DIC でも延長しますが，肝不全，低栄養状態，ビタミン K 欠乏症

表1 ◆ DICの基礎疾患

1. 感染症
   ・敗血症
   ・その他の重症感染症（呼吸器，尿路，胆道系など）
2. 造血器悪性腫瘍
   ・急性前骨髄球性白血病（APL）
   ・その他の急性白血病
   ・悪性リンパ腫
   ・その他の造血器悪性腫瘍
3. 固形癌（通常は転移を伴った進行癌）
4. 組織損傷：外傷，熱傷，熱中症，横紋筋融解症
5. 手術後
6. 血管関連疾患
   ・胸部および腹部大動脈瘤
   ・巨大血管腫
   ・血管関連腫瘍
   ・膠原病（血管炎合併例）
   ・その他の血管関連疾患
7. 肝障害：劇症肝炎，急性肝炎，肝硬変
8. 急性膵炎
9. ショック
10. 溶血，血液型不適合輸血
11. ヘビ咬傷
12. 低体温
13. 産科合併症：常位胎盤早期剥離，羊水塞栓症，DIC型後産期出血，子癇など
14. 新生児疾患：新生児仮死，感染症，母体の常位胎盤早期剥離，多胎の一児胎内死亡，呼吸窮迫症候群，脳室内出血など
15. その他

［文献1を参考に著者作成］

など多くの原因で延長しますので，DICに特異的なマーカーではありません．
- APTTは，DICではむしろ短縮することすらあります（活性型凝固因子の存在のため）．
- DICを疑った場合にPTやAPTTを測定する必要がないかと言えば，そうではありません．PTで肝予備能の評価やビタミンK欠乏症の有無をチェックできますし，APTTでDIC治療薬の1つである未分画ヘパリンのモニタリングを行うことができます（APTTが1.5～2倍になるように未分画ヘパリンを投与）．

◆ FDPとDDの測定意義は？

- DICを疑った場合に最重要マーカーは，スクリーニング検査の中では，

FDPおよびDDです．もしも，FDPおよびDDが全く正常であればDICを否定できます．

- FDPは，fibrin/fibrinogen degradation products（フィブリン・フィブリノゲン分解産物）の頭文字をとっています．つまり，プラスミンによって，フィブリンが分解してもフィブリノゲンが分解してもFDPです．そして，DDは，図1右側のフィブリン分解産物の細小単位です．FDPの一部であるフィブリン分解産物の，さらに細小単位です．

- フィブリノゲンよりもフィブリンの方がはるかにプラスミン（線溶）の作用を受けやすいために，通常FDPの大部分はフィブリン分解産物です．そのため，FDPとDDは近似値になります（FDP 25 μg/mL，DD 20 μg/mLなど）．ただし，近似値にならないことがあります（FDP 100 μg/mL，DD 20 μg/mLなど）．このような場合に「FDPとDDの間に乖離現象がある」と評価します（図2）．

- 乖離現象がみられるのは，図1と図2の左側，すなわちフィブリノゲン分解産物が増加した場合です．この場合は，フィブリン分解産物の取り分が少なくなり，必然的にDDの取り分が少なくなります．フィブリノ

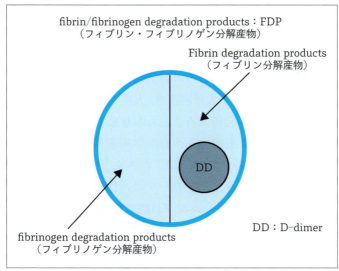

図1 ◆ FDPとDDの関係

［文献2を参考に著者作成］

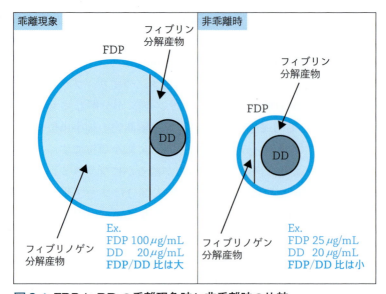

図2 ◆ FDPとDDの乖離現象時と非乖離時の比較

[文献2を参考に著者作成]

ゲンは，止血に必要な蛋白質であるため分解されるのは生体にとって不都合です．この不都合な現象は，高度な線溶活性化を生じている場合にみられます．具体的には線溶亢進型DICでは，フィブリノゲンの分解が進行するために，乖離現象がみられます（FDP/DD比が上昇します）．ただし，FDPの著増が大前提です．

- FDPやDDは，感度は高いものの特異度は低いです．例えば，深部静脈血栓症（DVT），肺塞栓，大量胸腹水，大皮下血腫などでも上昇します．DICとDVTや肺塞栓が合併することもあります．
- FDPとDD両測定には上記のような医学的意義がありますが，一方のみしか測定できない場合には，DICのスクリーニング目的であればFDPを優先します．線溶亢進型DICでは，DDの感度が低いためです．一方，DVTや肺塞栓スクリーニング目的には，DDが有用です．DDは，フィブリン（血栓）のみの分解を反映したマーカーです．

◆血小板数とフィブリノゲンの意義は？

- 血小板数は，造血障害例ではDIC診断に使用できません．DICがなくても原疾患のみで，血小板数が低下するためです．
- 造血障害例以外においては，血小板数はFDPやDDと同様にDIC診断に重要な検査所見です．ただし，DIC以外の原因で血小板数が低下する疾患も多いため，鑑別すべきです．血小板数低下は，DIC診断上，感度は高いものの特異度は低いです．
- 血小板数の経時的変化は重要です（造血障害例を除く）．正常範囲内の変動であっても，血小板数が経時的に減少している場合にはDICの可能性があります．
- フィブリノゲンは，特異度は高いものの感度は低いです．特に炎症性疾患では，DICであってもフィブリノゲンは低下せず，むしろ上昇することもあります．
- 一方で，フィブリノゲンがマーカーとして価値が高い基礎疾患もあります．例えば，固形癌，造血器悪性腫瘍，産科合併症，頭部外傷，大動脈瘤などでは，DICの合併があればフィブリノゲン低下がみられやすいです．

◆ATが低下する理由は？

- AT測定は，治療法選択に直結します．DICに対するAT濃縮製剤は，わが国ではATの活性70％以下で認められています．
- 特に感染症に合併したDICにおいてはATが低下しやすく，ATの低下はDICの予後不良と関連します．
- 一方で，急性前骨髄球性白血病（APL），その他の急性白血病の合併したDIC，固形癌に合併したDICでは，肝予備能の低下がなければATの低下はみられにくいです．
- AT活性の低下は，必ずしもDICに特異的な現象ではありません．具体的にDIC以外の原因としては，①肝不全，②血管外への漏出，③顆粒球エラスターゼなどの酵素による分解などが指摘されています．

- AT低下はDICに特異的なマーカーではありませんが，このことは他のマーカーも同じです．DICでは複数のマーカーを用いてスコアリング法で診断されますが，DICに特異的なマーカーがないためです[1〜3]．
- AT活性とアルブミンは，DICの有無とは関係なく正相関します．アンチトロンビン活性のデータが当日到着しない場合には，アルブミンが著減していたら，まずAT活性も低下しています[2]．

◆ DICの診断基準はなにを使用したらよいか？

- DICの診断基準としては，旧厚生省「DIC診断基準（旧基準）」，国際血栓止血学会（ISTH）「DIC診断基準（ISTH基準）」，日本救急医学会「急性期DIC診断基準（急性期基準）」が日本ではよく知られています[1〜3]．（「11．感冒後に血小板減少」参照．）
- 「ISTH基準」は感度が悪い，「急性期基準」は全ての基礎疾患に対して適用できない（例えば造血障害例に適用できない）などの問題点があるため，「旧基準」が最も評価の定まった基準です．
- しかし，「旧基準」にも数々の問題点（感染症に感度が悪い，凝固活性化分子マーカーがない，誤診するなど）が指摘されてきました．
- このような背景の中，日本血栓止血学会「DIC診断基準（2017年版）」が登場しました[4]．日本血栓止血学会HPからフリーでダウンロード可能です[5]．
- また，新生児領域については11項（p.68）を参照してください．

◆ DICの病型分類と効果判定はどのマーカーを使用すればよいか？

- DICの本態は，全身性持続性の著しい凝固活性化状態です．この本態をみるマーカーは，TAT，SFなどです．新基準にはこれらが組込まれました．
- TATやSFが全く正常な場合は凝固活性化がないことを意味しますので，他のマーカーがDIC様所見でもDICを否定できます．
- DICの病型分類（図3）のためには，線溶活性化マーカーが必要です．

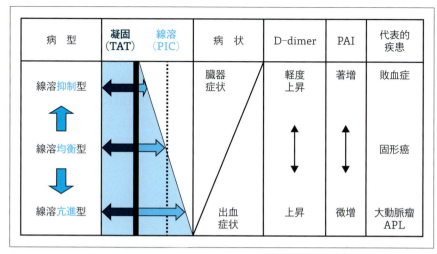

図3 ◆ DIC の病型分類
TAT：トロンビン・アンチトロンビン複合体，PIC：プラスミン・α_2プラスミンインヒビター複合体，PAI：プラスミノゲンアクチベータインヒビター，APL：急性前骨髄球性白血病．ただし，APL は Annexin II による線溶活性化が加わる点で特殊病型．

［文献1より引用］

具体的には，PIC です[1〜3]．

- 線溶亢進型 DIC では出血症状がみられやすいです．その中でも，α_2PI が著減（50% 未満）した例では大出血をきたしやすいのです．線溶亢進型 DIC が疑われた症例では，PIC のみならず α_2PI も測定することで，大出血の危険性を予知可能です．
- DIC の病型によって適切な治療法が異なりますので，DIC 病型分類は重要です[1〜3]．
- 治療効果の判定を FDP，DD，血小板数のみで行うと誤判断します．DIC の本態を評価する TAT や SF も含めて判断すべきです．

◆ DIC の誤診に注意

- 大量胸/腹水の貯留例では，FDP や DD が上昇し（胸腹水中の著増した FDP や DD が血中に流入），DIC かどうか悩ましいことがあります．この際，TAT や SF が正常であれば DIC を否定できます．

- 大量腹水が貯留した肝硬変症例では，FDP や DD がしばしば上昇しますが，加えて肝硬変のために，血小板数低下，フィブリノゲン低下，PT 延長もみられます．DIC と誤診しない注意が必要です．腹水の軽快とともに，FDP や DD は低下します．
- 大血腫でも，FDP，DD が上昇して，DIC 類似の成績になり得ます（血腫中の大量の FDP，DD 成分が血中に流入）．誤診して抗凝固療法を行うと，当然出血症状は悪化します．

Take Home Message

- DIC の基礎疾患を有する患者さんでは，血小板数に加えて，FDP，DD，フィブリノゲン，PT，APTT を測定します．
- TAT，PIC，α_2PI で，DIC の病型分類をしましょう．

文献

1) 朝倉英策：DIC. 臨床に直結する血栓止血学，朝倉英策（編），中外医学社，東京，pp.168-178, 2013
2) 朝倉英策：DIC. しみじみわかる血栓止血 vol.1 DIC・血液凝固検査編，中外医学社，東京，pp.48-146, 2014
3) Asakura H：Classifying types of DIC：clinical and animal models. J Intensive Care 2：20, 2014
4) DIC 診断基準作成委員会：日本血栓止血学会 DIC 診断基準 2017 年版．血栓止血誌 28：369-391, 2017
5) DIC 診断基準作成委員会：日本血栓止血学会 DIC 診断基準 2017 年版．(http://www.jsth.org/wordpress/wp-content/uploads/2015/04/28%E5%B7%B3%E5%8F%B7_DIC%E8%A8%BA%E6%96%AD%E5%9F%BA%E6%BA%96.pdf)（参照 2017・9・20）

18 感染症に合併した播種性血管内凝固症候群．抗凝固療法 vs 抗線溶療法

◆結論から先に

- 感染症による播種性血管内凝固症候群（DIC）の約9割は低線溶状態ですが，約1割は線溶系が亢進しています．
- 病原体関連分子パターン（pathogen-associated molecular patterns：PAMPs）やダメージ関連分子パターン（damage-associated molecular patterns：DAMPs）により，感染症 DIC では臓器障害や凝固活性化が持続します．
- 線溶系が低下した感染症 DIC には，アンチトロンビン（AT）やトロンボモデュリン（TM）製剤が推奨され，抗線溶療法は禁忌となります．
- 線溶系が亢進した感染症 DIC には，抗凝固療法以外に抗線溶療法や，必要があれば補充療法を行います．
- 通常は急速な経過をとり，予後はいまだに悪いままです．

◆感染症 DIC では凝固系が亢進するのに，なぜ線溶系が低下するのか（図1）？

- 感染症DICではプラスミノゲンアクチベータインヒビター1(plasminogen activator inhibitor-1：PAI-1）が増加して，組織プラスミノゲンアクチベータ（tissue plasminogen activator：t-PA）と結合することにより，プラスミンの産生を抑止するので，線溶系は抑制されます[1, 2]．
- 感染症 DIC では lipopolysaccharide（LPS）などの PAMPs により，白血球や血管内皮細胞などが活性化や障害を受け，tissue factor（TF），炎症性サイトカイン，DAMPs などが放出され，凝固系亢進とともに PAI-1 の産生が増加します．
- 上記の機序で，血管内皮細胞障害や臓器障害が起こり，臓器障害により

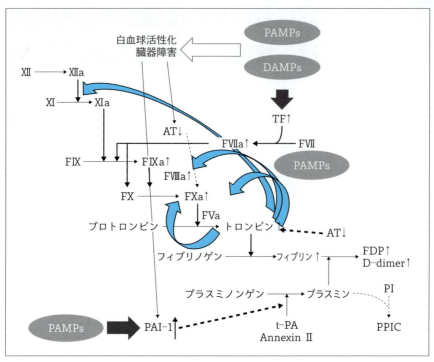

図1 ◆ 感染症 DIC の止血異常とその機序

血管内皮細胞から PAI-1 などが放出されます.
- 感染症では, 微小血栓形成が感染の局在化に貢献するので, 線溶系抑制は感染症における生体防御反応とも考えられます.
- LPS などの病原菌毒素は, トロンビンによる凝固第XI, X, Ⅷならびに V 因子 (FXI, FX, FⅧならびに FV) の活性化を促進し, トロンビン-FXI 間の活性化サイクルを発動させます.
- 感染症 DIC では AT ならびに TM 活性が低下しているので, トロンビンや活性化 FX (FXa) の不活化能が低く, 凝固系亢進が増悪します.

◆線溶系が亢進する感染症 DIC は存在するか？

- 病原菌の立場から考えると, 微小血栓形成は病原菌の拡散や増殖を抑制します. 一方, 一部の細菌は線溶系活性化物質を産生して, 血栓を溶解

します．
- 化膿連鎖球菌（溶血性連鎖球菌，*Streptococcus pyogenes*）は，ストレプトキナーゼ（streptokinase：SK）を産生し，微小血栓を溶解し，線溶系を亢進させます．
- SK 自身単独では酵素活性がありませんが，プラスミノゲンと結合するとセリンプロテアーゼ活性を発揮し，プラスミノゲンを活性化してプラスミンにします．
- 壊死性筋膜炎を起こす劇症型 A 群レンサ球菌感染症（いわゆる人食いバクテリア）でも，出血性の組織壊死に SK が関与している可能性があります．
- 線溶系低下の DIC が著しく増悪すると，線溶系亢進型 DIC に移行します．

◆低線溶状態を呈する感染症 DIC の病態・検査所見（表1）

- 出血症状は少ないです．
- 呼吸器障害，腎障害，循環不全などの臓器障害を合併します．
- 通常 5〜10 時間ほどの短期間で病態が急速に変化（改善あるいは悪化/死亡）します．
- 感染症の重篤度にもよりますが，死亡率は高くなります（20〜40％）．
- 血小板数は通常減少します．
- フィブリン・フィブリノゲン分解産物（FDP）や D-dimer は増加しますが，著しい増加はみられないことが多くあります．
- プロトロンビン時間（PT）や活性化部分トロンボプラスチン時間（APTT）は延長します．

表1 ◆ 低線溶型感染症 DIC の病態・検査所見

出血症状	まれ	臓器症状	高頻度
経過	比較的急速	死亡率	20〜40%
血小板数	著明減少	FDP/D-dimer	軽度から中等度増加
PT・APTT	延長	フィブリノゲン	減少はまれ
AT	多くの症例が減少	TM/VWF	増加
PAI-1	増加	Plasmin inhibitor	減少はまれ
HMGP-1	多くの症例が増加	LPS	多くの症例が増加

- フィブリノゲンは通常増加しますが，約1割弱の症例で 150 mg/dL 以下に減少します．
- AT はしばしば低下し，トロンビン・アンチトロンビン複合体（TAT）の増加は軽度のことがありますが，可溶性フィブリン（SF）は著しく増加します．
- 血中 PAI-1，TM ならびに von Willebrand 因子（VWF）値は増加し，血管内皮細胞障害や予後と関連します．

◆低線溶状態に対する線溶療法は有効か？

- 線溶療法は微小血栓を溶解し，多臓器不全を改善することが期待されますが，PAI-1 高値により t-PA が抑制され，効果を十分発揮しない恐れがあります．
- 病原菌を閉じ込めていた微小血栓を溶解することにより，感染が拡散・増悪する恐れがあります．
- t-PA の投与は，脳出血や消化管出血などの致死的な出血を起こす恐れがあります．
- 国際血栓止血学会（ISTH）の「DIC 診断基準」[3] でも，感染症 DIC に対する線溶療法は禁忌です．

◆感染症 DIC に対する治療

- AT ならびに TM 活性が低下していることもあり，最もよく使われているのが，血漿由来 AT やリコンビナントヒト TM（rhTM）製剤です．
- AT 製剤は血漿 AT 値が 70% 以下の DIC 症例に保険適用です．
- AT や rhTM 製剤は抗炎症作用を有し，TM は特に LPS や high mobility group box-1（HMGB-1）を中和します．
- 線溶亢進をきたし，出血・血小板低下・フィブリノゲン低下をきたす場合は，濃厚血小板や新鮮凍結血漿（FFP）などの補充療法や，合成プロテアーゼ阻害薬などが推奨されます．
- 血栓症や血栓予防が必要な場合は，ヘパリン投与が推奨されます．

- なお，通常感染症 DIC に対する抗線溶療法は禁忌です．

◆なぜ，低線溶状態の感染症 DIC が注目されるのか？

- 低線溶状態では，臓器症状が急速に進行し，死亡率が高くなります．
- FDP の増加が軽度で，出血症状やフィブリノゲン低下がないので，旧厚生省「DIC 診断基準」では早期に診断されないことがあります．
- 造血器腫瘍などの線溶亢進型 DIC に用いられる，抗線溶療法は禁忌です．
- 凝固亢進や臓器障害が持続し，DAMPs や PAMPs が増加するので，AT や rhTM 製剤が推奨されます．

Take Home Message

- 感染症 DIC は臓器症状が急速に進行し，死亡率が高くなります．
- 感染巣の拡散を防ぐため，感染症 DIC では線溶系が抑制されているのは，合目的です．
- 約 9 割の感染症 DIC 症例は低線溶状態なので，抗線溶療法は禁忌です．
- 約 1 割の感染症 DIC 症例では線溶系が亢進し，抗線溶療法や補充療法が必要なことがあります．

コラム 1 － PAMPs －

- PAMPs は生体を侵襲する微生物由来の分子で，凝固系を亢進させ，線溶系を抑制するとともに，サイトカインや免疫に関連する蛋白質の産生につながる細胞内シグナルを起こします．
- 代表的なものは，lipopolysaccharide（LPS：エンドトキシン），lipoprotein, peptidoglycan, triacyl lipopeptide, uropathogenic E.coli などがあります．
- PAMP を認識するレセプターには，Toll-like receptors（TLRs），RIG-I-like receptors（RLR），NOD-like receptors（NLRs）などがあります．

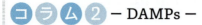 **― DAMPs ―**

- DAMPsは細胞死や細胞の損傷など，細胞のストレスに伴って放出される分子で，細胞の危機を知らせるアラームとして機能しています．これまでに報告されているDAMPsは，蛋白質から核酸まで多岐にわたっています．
- 代表的なものはHMGB-1やヒストンで，臓器障害や炎症反応に関与し，止血系ではTFの産生や血小板凝集を促進します．

謝　辞

　本項執筆に当たり，三重大学病院　中央検査部　関岡富美子先生，長谷川圭先生から多大なるご指導と有益なご助言を賜りましたことに深く感謝いたします．

文献

1) Wada H et al：Disseminated intravascular coagulation：testing and diagnosis. Clin Chim Acta **436**：130-134, 2014
2) Wada H et al：Diagnosis and treatment of disseminated intravascular coagulation (DIC) according to four DIC guidelines. J Intensive Care **2**：15, 2014
3) Wada H et al：The Scientific Standardization Committee on DIC of the International Society on Thrombosis Haemostasis. Guidance for diagnosis and treatment of DIC from harmonization of the recommendations from three guidelines. J Thromb Haemost **11**：761-767, 2013

19 汎血球減少症の診断はどうする？

◆結論から先に

- 汎血球減少をきたす疾患は，血液疾患以外にもたくさんあります．
- 確定診断には骨髄検査を必要とすることが多いですが，その前のスクリーニング検査で「当たり」を付けておくことが大切です．
- 形態学的診断のみならず，治療法を意識した病態診断こそが重要です．

◆汎血球減少症とは？

- 汎血球減少症とは，末梢血中の赤血球，白血球，血小板が同時に減少した状態を言います．
- 赤血球数（Hb値）は男性で400万/μL未満（12.0 g/dL未満），女性で350万/μL未満（11.0 g/dL未満），男女ともに白血球数は3,500/μL未満，血小板数は10万/μL未満が「減少あり」と判断する目安になります．
- Hb 7 g/dL未満，血小板数1〜2万/μL未満では，それぞれ輸血が必要になることがあります．また，白血球数1,000/μL未満（好中球数500/μL未満）では，発熱性好中球減少症（febrile neutropenia：FN）の発症リスクが高まります．

◆汎血球減少症の成因と代表的な疾患

- 汎血球減少症を引き起こす成因は,「骨髄における血球産生の低下」と「末梢における血球寿命の短縮」の2つに分けることができます．
- 前者はさらに，造血幹細胞自体の減少に基づくものと，造血幹細胞が成熟できず未熟なまま骨髄中で死んでしまう無効造血の2種類に分類できます（表1）．

表1 ◆ 汎血球減少症の成因と代表的な疾患

成因			代表的な疾患
骨髄における血球産生の低下			
	造血幹細胞の減少	免疫学的機序による造血障害	再生不良性貧血 骨髄不全型の発作性夜間ヘモグロビン尿症
		腫瘍の骨髄浸潤	急性白血病の早期（特に急性前骨髄球性白血病） 有毛細胞白血病 悪性リンパ腫の骨髄浸潤 多発性骨髄腫 骨髄癌腫症
		サイトカインによる造血抑制	血球貪食症候群
	無効造血	造血幹細胞の質的異常	骨髄異形成症候群
		造血物質($VitB_{12}$や葉酸)の不足	巨赤芽球性貧血
	その他		骨髄線維症
末梢における血球寿命の短縮			
			脾機能亢進症（肝硬変，門脈圧亢進症など） 全身性エリテマトーデス 重症感染症
薬剤性			

- 汎血球減少症の成因を推測する上で有用な指標が，末梢血液中の網赤血球数です．
- 血球産生の低下であれば網赤血球数が増加することはなく，血球寿命の短縮であれば網赤血球数が減少することはありません．
- 汎血球減少症をきたす代表的な疾患を表1に示します．これら以外に，薬剤が原因となる汎血球減少症があります．

◆具体的にどう診断するか？

- 汎血球減少症をきたす血液疾患の多くは骨髄の造血障害が原因であるため，確定診断には骨髄検査が必要です．
- しかし，骨髄検査は侵襲性が高いので，その前に診断の「当たり」を付けておくことが重要です．特に，血球寿命の短縮が原因の場合，骨髄検査を行わなくても診断可能な疾患があります．これらは血液疾患以外のことが多いです．
- 汎血球減少症を呈する疾患の鑑別手順を図1に示します．

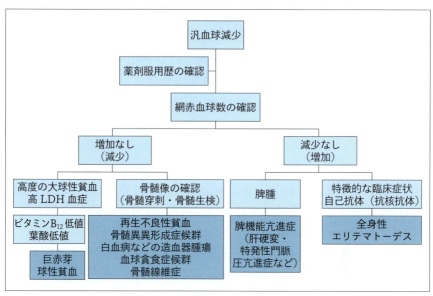

図1 ◆ 汎血球減少症を呈する疾患の鑑別手順

- まず，薬剤服用歴を確認します．非常に多くの薬剤に血球減少の副作用があります．中には汎血球減少症をきたすものも報告されており，薬剤性再生不良性貧血（aplastic anemia：AA）と呼ばれています．しかし，実際にチャレンジテストで因果関係が証明されているものはほとんどないため，被疑薬を中止するだけではなく，他の原因が関与していないかを並行して検討することが必要です．例えば，潰瘍性大腸炎やクローン病に対するメサラジン投与後に発症した薬剤性AA例では，免疫病態マーカーである発作性夜間ヘモグロビン尿症（PNH）型血球が高率に検出され，その多くは免疫抑制療法によって造血回復が得られていることから，実際には通常の特発性AAと考えられています．
- 骨髄穿刺は細胞の形態をみることが目的のため，骨髄の細胞密度を評価するために必ず骨髄生検を併用します．
- 鑑別に挙がるそれぞれの疾患の特徴を理解し，さまざまな観点から総合的に診断を導くことが重要です．

◆診断の当たりを付けるコツ

- 骨髄不全型 PNH：溶血性貧血に分類される PNH は，通常，網赤血球が増加します．骨髄不全型では造血抑制を反映して網赤血球は増加しませんが，血管内溶血を反映して LDH は高値です．
- 急性前骨髄球性白血病（APL）：末梢血中に芽球や前骨髄球が出現していない段階では発見が遅れがちです．播種性血管内凝固症候群（DIC）マーカーの確認は比較的簡便なスクリーニング法です．
- 有毛細胞白血病（hairy cell leukemia：HCL）：重症の AA 患者でも相対的にリンパ球が増加するため鑑別に苦慮しますが，sIL-2R 値が著増していれば強く疑われます．
- 血球貪食症候群（hemophagocytic syndrome：HPS）：高熱，フェリチン高値，sIL-2R 高値，DIC の合併がそろえば強く疑われます．

◆なぜ考え方が変わったか？　―形態診断から病態診断へ―

- 表1に示した大部分の疾患は，臨床症状，血液検査，骨髄穿刺・骨髄生検等で鑑別可能です．しかし，ゆっくり進行する非重症の AA と芽球の増加を伴わない低リスク骨髄異形成症候群（MDS）の鑑別は，血液内科医であっても迷うことがあります．
- 典型的な AA では，細胞成分が著減し脂肪組織に置き換わっています．しかし，慢性型の非重症 AA では，しばしば代償性に造血巣が残っているため，低形成髄であることを示せず，AA と診断しづらいことがあります．
- AA でも赤芽球系の形態異常はしばしば認められます．異形成の評価は MDS を鑑別する上で極めて重要な所見ですが，形態異常を持つ例が必ずしも MDS とは限らないことに注意が必要です．
- このように，両者を形態診断のみで鑑別するには限界があります．一方，MDS 例の中にも免疫抑制療法が有効であった例が報告されており，形態による鑑別診断にこだわるより，免疫病態の有無を明らかにする方が，治療選択に有用であると考えられるようになりました．

◆この臨床研究がブレークスルー

- 形態学的に MDS と診断される例の中にも，PNH 型血球[1, 2]や血漿トロンボポエチン高値[3]といった免疫病態を示唆するマーカーが検出される例があり，これらは特発性 AA 同様，免疫抑制療法が奏効することが報告されています．
- こうした免疫病態が関与した骨髄不全例には，いくつかの共通性があります．
- 血小板減少が先行し，後に白血球減少や貧血を伴ってくる骨髄不全は，免疫抑制療法によって改善しやすいです．
- 一方，高度の貧血があるにもかかわらず，血小板数が 10 万/μL 以上を保っているような骨髄不全では，PNH 型血球が検出される例はなく，免疫抑制療法にも一般に抵抗性です．
- 骨髄全体の細胞密度が保たれていても巨核球数が相対的に少ない場合は，免疫病態が関与した骨髄不全である可能性が高いです．骨髄検査ができない場合，未成熟血小板割合（IPF%）は血小板造血能評価の参考になります．IPF% 低値例は必ずしも巨核球減少があるとは断言できませんが，高値例は少なくとも巨核球数が減少していることはなく，血小板造血が亢進していることを反映しています．

◆こんな患者さんがいました

症例：54 歳女性

- 健康診断で汎血球減少を指摘された患者さんが来院されました．血小板減少の程度が強かったので「念のため DIC を除外しておこう」と FDP を測定したところ，異常高値を認めました．末梢血中に幼若細胞は認めなかったのですが，骨髄穿刺で APL と診断されました．以来，汎血球減少症患者さんの初診時には（こっそり）DIC マーカーも測定するようにしています．

- 「骨髄検査を行う前に AA による汎血球減少と早合点して G-CSF 製剤を投与したところ，実は急性白血病だった」という失敗談を，これまで

に2例ほど伺ったことがあります．

◆全身性エリテマトーデス（SLE）と汎血球減少症

- SLE に合併する血球減少は貧血が最も多く，次いで白血球減少，血小板減少と続きますが，それらは単独あるいは2系統の血球減少がほとんどで，実際に汎血球減少を示すことはまれです．
- 非常にまれですが，古くから SLE に骨髄線維症（myelofibrosis：MF）が合併することが報告されており，autoimmune myelofibrosis（AIMF）という疾患概念が提唱されています．発症機序は解明されていませんが，種々の自己抗体や免疫複合体が巨核球を刺激して PDGF や TGF-βを産生することが想定されています．
- AIMF は通常予後良好で，ステロイド投与によって血球減少や線維化は改善する例が多いようです．

Take Home Message

- 汎血球減少症の診断時には網赤血球数を確認して，血球産生の低下か血球寿命の短縮かを見極めましょう．
- 薬剤服用歴の確認と被疑薬の中止は重要ですが，汎血球減少症をきたす別の疾患を合併していないか慎重に鑑別しましょう．
- 原因が判明しない段階で G-CSF 製剤を投与してはいけません．

■ 文献

1) Wang H et al：Clinical significance of a minor population of paroxysmal nocturnal hemoglobinuria-type cells in bone marrow failure syndrome. Blood 100：3897-3902, 2002
2) Sugimori C et al：Origin and fate of blood cells deficient in glycosylphosphatidylinositol-anchored protein among patients with bone marrow failure. Br J Haematol 147：102-112, 2009
3) Seiki Y et al：Increased plasma thrombopoietin levels in patients with myelodysplastic syndrome：a reliable marker for a benign subset of bone marrow failure. Haematologica 98：901-907, 2012

20 白血球分画の見かた

◆結論から先に

- 白血球分画は，白血球数，赤血球数，血小板数に異常があるときや，リンパ節が腫れている，出血傾向があるなどの血液疾患が疑われるときに有用です．
- 白血球分画の見かたで重要なのは，各分画の割合と絶対数，そして通常認められない細胞（芽球，前骨髄球，骨髄球，後骨髄球，異型リンパ球，異常リンパ球など）の出現に注意を払うことです．
- 異型リンパ球はたいていウイルス感染症に伴うものですが，HIV感染にも注意が必要です．
- いずれにしても，血球数を含めた他の検査所見，臨床所見と併せて総合的に判断しましょう．

◆どんなときに白血球分画を確認するのか？

- 白血球分画は正常であることが多く，あまり注意を払うことも少ないと思います．時には，白血球分画自体が検査されていないときもあります（白血球数に異常がなければ検査は不要との意見もあります）．
- それでは，どのような時に白血球分画を確認したほうがよいのでしょうか？　それは，以下のような場合が考えられます．

①白血球数，赤血球数，血小板数に異常があるとき
②出血傾向，リンパ節が腫れている，不明熱などの血液疾患が疑われるとき

- 白血球分画は血液疾患の診断の糸口になることが多いので，必要に応じて検査を行いましょう．
- また，自動血球計測器を用いて，白血球分画の検査が通常なされますが，

異常があるときは目視での確認も行いましょう．

◆白血球分画の基本

- 白血球分画とは末梢血中の白血球の割合を示すものです．正常の末梢血で認められる白血球は，分葉核球，桿状核球（分葉核球，桿状核球を併せて成熟好中球とも言います），リンパ球，単球，好酸球，好塩基球ですので，これら6種類の白血球の割合が，白血球分画となります．
- ところが，病的な状態では骨髄中にしか認められない白血球が出現することがあります．芽球，前骨髄球，骨髄球，後骨髄球などが，それに当たります．
- 骨髄球，後骨髄球は，重症感染症などでも認められますが，芽球，前骨髄球が認められたときは，血液疾患が強く疑われます．それ以外に，異常リンパ球，分類不能細胞などを認めた場合も血液疾患が疑われます．
- ウイルス感染症などの際は，異型リンパ球が認められることがあります．こちらは，まれにリンパ腫細胞などと鑑別が難しいことがありますが，通常は反応性のものです．
- 白血球分画を確認する際は，正常の6種類の白血球（分葉核球，桿状核球，リンパ球，単球，好酸球，好塩基球）の割合と絶対数，そして通常認められない細胞の出現に注意を払うことが重要です．
- 表1に白血球数・白血球分画の基準値の目安を示します．白血球数，白血球数分画は個体差がかなりありますので，軽微な異常は生理的範囲であることに留意してください．
- いずれにしても，白血球分画だけではなく，血球数を含めた他の検査所見，臨床所見と併せて総合的に判断することが重要です．それでは状況別に，白血球分画の見かたを確認していきます．

表1 ◆ 白血球数・白血球分画の基準値の目安

	比率（%）	絶対数（/μL）
白血球数	—	3,500–11,000
好中球	50–70	2,000–7,500
リンパ球	20–40	1,000–4,000
単球	3–6	200–800
好酸球	0–5	0–500
好塩基球	0–1	0–200
骨髄球・後骨髄球	重症感染症，健常人でも認められることあり．時に血液疾患	
芽球・前骨髄球	血液疾患の可能性が極めて高い	
異常リンパ球・分類不能細胞	血液疾患の可能性が極めて高い	
異型リンパ球	ウイルス感染症，まれに血液疾患	

◆白血球数が多いとき

- 白血球数増多は，白血球数が 11,000/μL 以上とされます．まず，正常6分画の割合を確認しましょう．
- 白血球増多で最も多い原因は細菌感染症によるもので，成熟好中球の増加（特に桿状球の増加＝核の左方移動）を認めます．無症状の患者さんの白血球増多の原因としてよく経験するのは，喫煙，ストレス，肥満などによるものです．この場合も，成熟好中球（分葉核球，桿状核球）の増加が認められます．いろいろ調べてわからないときは，慢性特発性好中球増加症という概念もあります．
- リンパ球も実はストレスなどで増加しますし，ウイルス性の感染症でも増加することが知られています．ただ，リンパ球数の著明な増加，貧血，血小板減少やリンパ節腫脹，脾腫などを合併していると，低悪性度リンパ腫の白血病化や慢性リンパ性白血病などの可能性がありますので，フローサイトメトリー法などの追加検査が必要になります．
- 単球の増加も炎症性疾患（結核，感染性心内膜炎，サルコイドーシス）などで認められる所見ですが，持続的な高値や貧血の合併などがあるときは，慢性骨髄単球性白血病（chronic myelomonocytic leukemia：CMML）などの血液疾患の可能性があります．
- ただ，ステロイドや G-CSF 製剤を使っていたということもあるので，投薬歴の確認は白血球分画を解釈する上でも重要です．

- 好塩基球が増加している場合は，骨髄球，後骨髄球の出現がないかを確認してください．白血球の増加に伴い後骨髄球，骨髄球，好塩基球を認めた場合は，慢性骨髄性白血病（CML）の可能性が高いです．
- 好酸球が増加している場合，アレルギー性疾患などが考えられます．好酸球増多の鑑別は他項「10．好酸球が多い」に詳しいので，そちらを参考にしてください．
- 次に通常認められない細胞が分画に現れたときの考え方です．白血球増多を伴って骨髄球，後骨髄球が出現している場合は，類白血病反応や先ほどの CML などが疑われます．類白血病反応は，重症感染症や癌の骨髄転移などで起こる状態ですので，なんらかの症状を伴っていることが多く，診断は比較的容易です．
- ただ，ほぼ症状がないにもかかわらず，胃癌の骨髄転移であったということも経験したことがあるので注意が必要です．また，骨髄球，後骨髄球などと同時に赤芽球（NRBC と記載されることもあります）が検出されることもあります．このようなときは，類白血病反応や骨髄線維症（MF，巨脾が特徴的です）の可能性があります．

◆白血球数が少ないとき

- 白血球数減少は，白血球数が 3,500/μL 以下とされます（健常人で白血球数 3,000/μL 前後の方は，しばしば遭遇しますので目安です）．
- 白血球が少ないときは，成熟好中球とリンパ球の分画，そして，芽球や異型リンパ球の出現に注意してください．
- 通常は，成熟好中球が減少していることが多く，ウイルス感染症が原因となることが多いです．異型リンパ球を認めた場合は，ウイルス感染症による好中球減少との診断がほぼ確定的となります．
- その他，薬剤性や再生不良性貧血（AA），自己免疫疾患，重症細菌感染症で好中球減少を認めることがありますが，好中球 1,000/μL，特に 500/μL 未満のときは，重症感染症をきたす可能性があるので，専門施設へコンサルトしてください．
- リンパ球減少はまれです．教科書的には，HIV 感染や粟粒結核が挙げら

れます．リスクが高い患者では念頭に置いてください．
- その他の分画（好酸球，好塩基球，単球）が問題になることもまれです．

◆白血球数は正常だが分画に異常があるとき

- 軽微な分画異常は病的意義に乏しいことがほとんどです．
- 絶対数で判断することが重要で，好中球増加，好中球減少，リンパ球増加，リンパ球減少，単球増加，好酸球数増加，通常認められない細胞に注意してください．それぞれの鑑別はこれまでに述べたとおりです．
- 健常人でもごくまれに1％程度の骨髄球，後骨髄球が認められることを経験します．再検査を行うと消失していることがほとんどですが，継続的に認められる場合は専門科へのコンサルトが望ましいです．

◆異型リンパ球（atypical lymphocyte）と
　異常リンパ球（abnormal lymphocyte）

- 日常臨床ではよく遭遇すると思いますが，異型リンパ球が分画に記載されていると，少しドキドキしないでしょうか．
- 異型リンパ球は，①大型（16μm以上）で，②細胞質が青く（強好塩基性），③核網がごつごつしている（難しい表現ですね）などと定められています．
- 異型リンパ球は反応性（＝非腫瘍性）のリンパ球を想定したものであり，形態上の定義もそれに準じた形になっています．
- ですので，異型リンパ球は，通常，反応性（＝非腫瘍性）と考えてよいです．有名なものは伝染性単核球症（「22．伝染性単核球症って，ほっといても勝手に治る病気だから大丈夫？」参照）ですが，HIVなどのウイルス感染症でも認められますし，健常人でも認めることがあります．
- ただ，形態学的に異常リンパ球（＝腫瘍性）と鑑別しづらいときもあります．このような場合は，最終的にフローサイトメトリーなどを行い鑑別します（血液内科にコンサルトしてください）．
- というわけで，異型リンパ球はたいてい反応性ですが，ウイルス感染の

所見が乏しい場合は，慎重に判断しましょう．ごくまれに，低悪性度リンパ腫の白血病化や慢性リンパ性白血病などが隠れていることがあります．

Take Home Message

- 軽微な分画異常で他の検査値異常，臨床所見を伴わないものは，経過観察で問題ないことが多いです．
- 芽球，異常リンパ球，分類不能細胞が認められた場合，分画の異常があって他の所見を伴う場合は，血液内科にコンサルトしてください．
- 異型リンパ球はたいていウイルス感染症ですが，臨床所見と合致しないときは要注意です．

コラム －慢性特発性好中球増加症－

- 慢性的に好中球の増加（白血球数 11,000-40,000/μL）が認められている患者さんを長期的にフォローアップした研究があります[1,2]．
- これらの研究の結果では，慢性的な好中球の増加は肥満，喫煙と関連があり，長期的に血液疾患への移行もほとんどなく経過は良好でした．
- 検診などで偶然みつかる白血球増多は，これに当たるものかなと思っています．

文献

1) Ward HN et al：Chronic idiopathic leukocytosis. Ann Intern Med 75：193-198, 1971
2) Weir AB et al：Chronic idiopathic neutrophilia：experience and recommendations. South Med J 104：499-504, 2011

21 リンパ節腫脹で紹介

◆結論から先に

- リンパ節腫脹で紹介となった患者さんが不安になっていたら，2週間は徹底的に調べましょう．
- 病歴に加え，年齢・腫脹部位・腫脹期間と速度・関連症候を押さえることが重要です[1]．
- エプスタイン-バーウイルス（Epstein-Barr virus：EBウイルス）による伝染性単核球症，結核性リンパ節炎，癌性リンパ節症は，血液検査，培養検査，吸引細胞診などで，開放生検をする前に極力診断を付けましょう[1]．
- 悪性リンパ腫が強く疑われる場合には開放生検を行いましょう．その際には検体を全てホルマリンに漬けてはいけません．
- リンパ節生検の際には病理組織学的検査のほかに，フローサイトメトリーと染色体検査が最低限必要です．リンパ腫に詳しい先生によく相談しましょう．

◆どうしてリンパ節が腫れるのか？

- リンパ節は長径4 mm程度のソラマメみたいな組織ですが，そこでなにかしらの細胞が増えているから，体積が増して腫れるんです．その原因は，
  ①なんらかの免疫応答で反応性のリンパ球が増えている．
  ②リンパ行性に異物や腫瘍細胞が侵入し，とんでもないことが起きている．
  ③血行性に異物や腫瘍細胞が侵入し，とんでもないことが起きている．
  ④そこでリンパ腫が発症してしまった．

などが考えられます.

◆いきなり全身の CT を撮る前に考えるべきこと，確認すべきこと

- 30 歳未満では 8 割近くが良性疾患です．一方，40 歳を超えてくると悪性疾患が増えます[1]．
- 免疫不全，アトピー性皮膚炎，膠原病などの自己免疫疾患，結核や発疹性ウイルス感染症の既往をチェックしましょう.
- 一般内科を受診するリンパ節腫脹患者の約 75％が局所のリンパ節腫脹ですが，そのドレナージ領域になにかあるかも知れません．よくよく診察しましょう[1].
- 全身性にリンパ節が腫れている場合には，対称性であれば炎症性疾患を，非対称性であれば肉芽種や腫瘍性疾患を考えます.
- 発熱があって頸部リンパ節の腫脹のある女性であれば，若い方なら伝染性単核球症，菊池・藤本病，比較的中年に近い方なら肺外結核も考慮に入れなければなりません．また，最近になって抗てんかん薬などをはじめていないでしょうか？
- 訴えがはっきりせず，頸部が腫れて受診した喫煙・飲酒歴のすごい男性は，まず耳鼻科の先生にみてもらいましょう．喉の奥になにか抱えているかもしれません.
- 鎖骨上窩のリンパ節腫脹は悪性疾患の可能性が高くなります．左右非対称性の鎖骨上窩リンパ節腫脹があったら，まず細胞診です[1].
- 2 週間の経過で縮小傾向があるリンパ節，あるいは 1 年以上増大傾向がないリンパ節は悪性疾患の可能性は低いです[1].
- 2 週間以上ほっておかれた後，さらに大きくなって 7 cm 以上に腫れて外来に受診された場合は，細胞診をまず行って，癌の転移でなければ，すぐ開放生検を検討しましょう．おおよそアグレッシブリンパ腫です.
- いつから腫れているのかわからず，4 週間調べてもはっきりせず，やはり増大・増加傾向があるなら開放生検を行いましょう．濾胞性リンパ腫かもしれません.

◆ 硬くて可動性がないからといって，癌の転移とは限らない

- リンパ節の局所・触診所見は組織所見を反映しているだけです．つまり，
  ① 皮膚の発赤は，リンパ節の炎症が周囲に広がっていることを示す．
  ② 圧痛・自発痛は，リンパ節の炎症の程度や急速な腫脹スピードを反映する．
  ③ 硬さは，リンパ節表面近くの細胞や線維化など組織成分とその占める範囲を反映する．
  ④ 可動性は，リンパ節を覆う被膜に接する構成細胞の状態を反映する．
  となります．
- 例えば，感染症のみならず急激にリンパ節腫大が進むリンパ腫病変でも圧痛は伴いますし，血行性の癌の転移では弾性硬で可動性良好の所見となります．
- ホジキンリンパ腫の結節硬化型や縦隔大細胞型B細胞リンパ腫では，線維化が強いため，硬く可動性に乏しい触診所見となります．

◆ EBウイルスの抗体検査はどんな年代でも必要

- 病院の経営上の問題もありますが，VCA-IgG，VCA-IgM，EA-DR IgGとEBNAの4項目の情報が必要です．
- 関節リウマチや膠原病の患者さんでは非特異反応がよく出ます．それをみつけるためにも古い手法ですがFA法で測りましょう．
- 小児や若年者では初感染をみますのでVCA-IgMとEBNAが重要ですが，成人はまず既感染ですので，EA-DR IgGに注目すべきです．再上昇が再活性化を示す重要な所見です．成人では宿主の細胞性免疫機能も反映します．
- 結果の解釈を表1に示します．
- EBウイルスは，初感染・もしくは免疫監視が弱っているときにB細胞に感染すると，勢いよく増えて感染細胞を不死化します．もちろんそいつはクローン性に増殖していて時にトリソミーを伴いますので，まだ腫

表1 ◆ EBウイルス抗体価の解釈

	VCA-IgG	VCA-IgM	EA-DR IgG	EBNA
初感染	－〜＋	＋＋	＋＋	－
潜伏感染成立（既感染）	＋＋	－	－	＋
再活性化	＋＋＋	－〜＋	＋〜＋＋	－〜＋＋

瘍になっているわけでもないのに，腫瘍扱いされてしまう恐れがあるのです．伝染性単核球症を悪性リンパ腫としないよう，主治医として気をつけなければなりません．

◆可溶性IL-2レセプターにダマされていないか？

- 可溶性IL-2レセプターは成人T細胞白血病・リンパ腫，未分化大細胞リンパ腫や有毛細胞白血病（HCL）の診断には有用かもしれませんが，悪性リンパ腫全般の診断には，はっきり言って使えません．感度・特異度ともにせいぜい60％台です．
- T細胞やマクロファージが活性化する状態でも高値となります．ですので，全身性の炎症性疾患，薬物アレルギーやウイルス感染でも高値を示します．
- 一部の悪性リンパ腫の病型では予後因子になるとも言われていますので，診断がついたらフォローしてみましょう．

◆どうしても悪性疾患が否定できないときは，わが国ではFDG-PET-CT検査が許容される

- わが国では原発不明癌の検査として保険適用となっていますが，早期癌の検出には向きません．あくまでも種々の検査を行って，悪性が否定できないときに施行すべき検査です．
- 米国ではコストベネフィット上の問題があり，実際リンパ節腫脹の評価には有用でないという主旨の学会報告もあります．
- しかしリンパ節転移の評価や悪性リンパ腫病変を見定めるには，比較的役に立つ検査です．リンパ節生検部位の特定に有用です．

- リンパ節に壊死があって，FDGの取り込みが抜ける場合には，菊池・藤本病，結核性リンパ節炎，EBウイルスによるリンパ増殖性疾患などを考えましょう．

◆リンパ節生検でなにを調べるのか？

- 細胞診でリンパ腫と診断することは難しいので開放生検が必要となります．
- 開放生検ではリンパ節を極力核出し，検査ごとに切り分けます．決して全部ホルマリンに漬けないでください．臨床診断に自信がなければ，一部を凍結保存しておくとよいと思います．
- ただし，最も重要なのは病理検査です．病理検査用の検体は，バッファー入りホルマリンで素早く固定してください．
- 生きたままの細胞をフローサイトメトリーで調べます．フローサイトメトリー用の検体は，素早く切り分けたらウシ胎児血清などに漬けて細胞が死ににくい環境で提出してください．内視鏡生検など検体量が少ない場合には，検査内容も吟味しましょう．1万個の細胞があれば大丈夫です．
- ゲノムの構造異常を見出す重要な検査に，染色体検査があります．こちらも生きのよい細胞が必要です．この検査は細胞数が最低でも1,000万個必要ですので，針生検など微量検体では検査できません．その場合，疾患特異的染色体異常を狙ってFISH検査を行いましょう．
- 病理の先生も，「うーむ，怪しい細胞がいるんだけど，炎症なんだか腫瘍なんだかよくわからない」となることがたまにあります．そんなときはT細胞受容体遺伝子（$C\beta1$）と免疫グロブリン重鎖遺伝子（JH）の遺伝子再構成検査をSouthern blot法で調べましょう．これは凍結保存した検体からでもできます．10％くらい腫瘍細胞が混じっていればみつけられます．その結果を病理の先生にフィードバックしましょう．

◆リンパ節生検後に困るケース

- EBウイルスによる伝染性単核球症でリンパ節生検をされると，臨床情報がなければまず全例「びまん性大細胞型B細胞リンパ腫（diffuse large B cell lymphoma：DLBCL）」と診断されてしまいます．一方「慢性活動性EBウイルス病（chronic active Epstein-Barr virus infection：CAEBV）」では逆に炎症と診断されてしまうことが多いです．EBウイルス関連疾患では，年齢・抗体価・ウイルスの感染細胞に着目して正確な診断をしていきましょう．TやNK細胞にEBウイルスが感染していたら，それは厄介です．
- 結核性リンパ節炎は確かに乾酪性肉芽種という組織所見が重要ですが，菌が出てしまえば，生検に携わった人の多くが曝露されることになります．後々面倒になる可能性もありますので，こちらはなるべく生検しないで済むようにしましょう．
- 頭頸部癌の頸部リンパ節への転移の場合は，生検後すぐに治療に入れる環境でなければ，生検したこと自体が生命予後に関わる可能性があります．無理やり推し進めるのは避けましょう．

◆こんな患者さんがいました

症例1：22歳男性

- 彼女とイチャイチャしながら来院しました．鼠径部の痛みとリンパ節腫脹があり受診．彼女の調子や性交渉の話もよくよく聞かなければなりません．結果はクラミジア感染症でした．ミノマイシン®ですっきりです．

症例2：78歳男性

- 右の鎖骨上窩にしこりあり，リンパ腫疑いで紹介になりました．3 cm大のリンパ節2〜3個，弾性硬，可動性良好．前立腺癌で治療歴あり．好中球優位の白血球増加とLDH，FDP上昇，可溶性IL-2レセプターは2,460 U/mL．うーむ，リンパ腫と思って生検したら，なんと前立腺癌の血行性転移でした．泌尿器科の先生もびっくり！

症例3：18歳女性

- 発熱と両側頸部リンパ節腫脹．圧痛，自発痛著明．CT軸位断で3cm以上のリンパ節が両側頸部に複数個腫大．最大径はなんと7cmと大きい！中心部はlow densityで菊池・藤本病の組織球性壊死性リンパ節炎が疑われました．お母さんがとっても心配になっていたため生検しましたが，組織検査でもそのとおりでした．壊死組織が多く，取れたDNA量が少なかったためPCR法を行いましたが，T細胞受容体遺伝子再構成で単クローン性増殖が認められました．遺伝子検査のみでリンパ腫と診断してはいけない症例です．

Take Home Message

- リンパ節腫脹の原因として，悪性疾患や治療の必要な炎症性・肉芽種性病変なのかどうかを見極めることが重要です．
- リンパ節の開放生検は，悪性リンパ腫が否定できないときにのみ行うべきであり，施行に当たっては，検査漏れのないようにしましょう．

文献

1) 磯部泰司：リンパ節腫脹へのアプローチ．Hospitalist 3：872-875, 2015

22 伝染性単核球症って，ほっといても勝手に治る病気だから大丈夫？

◆結論から先に

- ほっといても勝手には治らないケースもあるため，まず抗体検査での診断は，急性期は VCA-IgM で，既感染かどうかは EBNA（または VCA-IgG）でみましょう．両方が陰性なら EB ウイルスの可能性は低く，他の鑑別を考えましょう．
- 伝染性単核球症の多くが，EB ウイルスによるものですが，急性 HIV 感染症，トキソプラズマ感染症，サイトメガロウイルス感染症によるものなどがあります．特に，急性 HIV 感染症は治療対象で注意が必要です．
- 脾破裂，気道閉塞，神経内科領域の合併症など，まれに重症化する病態もあります．
- 伝染性単核球症の患者にアンピシリン/アモキシシリンを投与すると高率（90％前後）に皮疹が出現することが知られていましたが，最近の研究ではそれほど高率ではないことが報告されています．

◆伝染性単核球症の診断はどう行うか？

1 ▪ 病歴と身体所見

- 伝染性単核球症は，発熱，扁桃炎，リンパ節腫脹を主な特徴とする症候群であり，血液検査での単核球（特に異型リンパ球）増多が特徴であることから伝染性単核球症と言われます．
- 原因の多くは EB ウイルスによる急性感染です．症状としては，全身倦怠感，発熱，悪寒，咽頭痛，身体所見としては，扁桃腫大（白苔を伴う），リンパ節腫脹，脾腫などがあります[1]．

2 ▪ 血液検査（分画）

- 平均リンパ球/白血球比を用いると，cut off 0.35 とすることで，感度

90％，特異度100％との報告[2]）もありますが，追試ではcut off 0.35で，感度84％，特異度72％とあまり有用な検査とは言えないので，解釈には慎重な判断が必要です．また，異型リンパ球の割合が10％を超えると，陽性尤度比は9を超えます[3]）．

3 ▪ 血液検査（抗体検査）

- EBウイルス抗体検査は，その感染の状態，抗原・抗体で整理されます．臨床的に使われる抗原は以下の3つとなります．

① VCA（viral capsid antigen：ウイルスカプシド抗原）
② EA-DR（early antigen-diffuse and restrict complex：早期抗原）
③ EBNA（Epstein-Barr virus nuclear antigen：EBウイルス核内抗原）

これに対応する3種類の抗体は（IgM, IgG, IgA）ですが，臨床的に重要なものは表1のとおりです．

- 抗体の出現パターンについては，図1を参照してください[1]）．真っ先に上がるのがVCA-IgM，その後VCA-IgG，なかなか上がってこないのがEBNA（IgG）です．ダジャレのような覚え方ですが，「真（"M" a）っ先に上がるのが，Ig "M"」です．

- 伝染性単核球症かどうかは，VCA-IgMの上昇があるかどうかによります．VCA-IgMの上昇の特異度は極めて高いので，陽性なら伝染性単核球症と診断してよいでしょう[1]）．検査方法によって違いがあり，間接蛍光抗体法（IFA）の方が，ELISAより感度が高く，検査方法はIFAの方がよいかもしれませんね[2]）．

- さらに，VCA-IgM，EBNAを組み合わせることで，より高い感度・特異度が得られるでしょう（ただし，VCA-IgM，VCA-IgGと両方提出すると，どちらか一方は保険点数として算定されません）．

- 感染後の抗体価の推移をみるペア血清は確実に診断できる方法ですが，

表1 ◆ 抗体の種類と対応する抗原

抗体の種類	臨床的な意味	対応する抗原	抗体の出現時期
IgM	初感染を示す	VCA	早期（～2ヵ月）のみ検出
IgG	既感染を示す	VCA　EA-DR　EBNA	感染後から終生陽性
IgA	上咽頭癌を示す	VCA	—

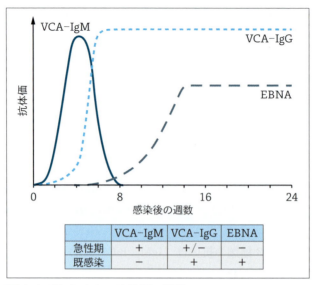

図1 ◆ EBウイルス抗体価の推移

[文献1を参考に著者作成]

ペア血清で検査結果を得るまでに数週間の時間を要するので，その間に伝染性単核球症は治癒していることもあります．

4 ▪ ヘテロフィル抗体検査について

- 異種動物の赤血球を凝集させる抗体（ヘテロフィル：heterophil抗体）の存在による反応を利用した簡便なヘテロフィル抗体検査キットが海外では市販（Monospotが有名）されています．ヘテロフィル抗体陽性か陰性かで診断手順を決めている教科書，文献[1]は多くありますが，わが国の臨床では一般的には使われていません．

◆考え方の注意点

1 ▪ EBウイルスだけでない！

- 伝染性単核球症の多くが，EBウイルスによるものですが，急性HIV感染症，トキソプラズマ感染症，サイトメガロウイルス感染症によるものなどがあり，特に，急性HIV感染症は治療対象となって，注意が必要です．

- 細菌性ではA群溶連菌感染症との鑑別も重要です．また，薬物（カルバマゼピン，ミノサイクリン，フェニトインなど）でも伝染性単核球症様の症状を起こし得ます．

1）急性HIV感染症に注意

- 発熱，咽頭痛，リンパ節腫脹といった症状は，EBウイルスと共通していますが，皮膚粘膜潰瘍や皮疹は急性HIV感染症に特徴的な症状で，EBウイルスによる伝染性単核球症にはあまりみられない症状です．

2）A群溶連菌との鑑別

- A群溶連菌による扁桃炎とEBウイルスの扁桃炎の鑑別が難しい場合もあります．咽頭扁桃に白苔があり，リンパ節腫脹がみられているような小児や青年期の患者さんではA群溶連菌と伝染性単核球症の鑑別は咽頭培養や迅速抗原検査を行います．A群溶連菌とEBウイルスの混合感染もあるかもしれませんが，その場合は口腔内の常在菌としてA群溶連菌をみているのかもしれません[1]．
- A群溶連菌の診断には，有名なセンタースコア（表2）[4]を修正したMclsaacスコアがあります．そのスコア（点数）によるA群溶連菌の可能性と診断・治療方針については表3[4]を参照してください．

2 ▪ 重症化する病態を知る

- 伝染性単核球症の多くは，後遺症を残さず1ヵ月までに軽快し，「勝手によくなる」疾患です．それでも診断やフォローを慎重に行うべきいくつかの理由があります．なぜならば，血液内科領域の合併症が25〜50％で発生し，溶血性貧血，血小板減少症，再生不良性貧血（AA），血栓性血小板減少性紫斑病（TTP）などがあり，また血球貪食症候群（HPS）

表2 ◆ Mclsaacスコア

発熱＞38℃	1点
咳がない	1点
前頸部リンパ節の圧痛・腫脹	1点
扁桃が腫脹・白苔	1点
年齢3〜14歳	1点
年齢15〜44歳	0点
年齢45歳	−1点

［文献4を参考に著者作成］

表3 ◆ スコア（点数）によるA群溶連菌の可能性と診断・治療方針

点数	A群β溶連菌の可能性（％）	診断・治療方針
0	8	テスト不要　抗菌薬投与不要
1	14	テスト不要　抗菌薬投与不要
2	23	培養必要　培養陽性なら抗菌薬投与
3	37	培養必要　培養陽性なら抗菌薬投与
4	55	培養必要　抗菌薬投与（経験的治療）

［文献4を参考に著者作成］

- のトリガーとなり得るためです.
- わが国におけるHPSの調査では，80万人に1人の割合でHPSが発生し，半数がEBウイルスに由来していました[1].
- 神経内科領域の合併症は1～5%で発生し，ギラン・バレー症候群や顔面神経麻痺，無菌性髄膜炎，横断性脊髄炎，末梢神経炎，小脳炎，視神経炎を起こします.
- 重篤な合併症としては，脾破裂（0.5～1%），上気道閉塞（1%）があります[1].

◆この臨床研究がブレークスルーかも？
―アンピシリン/アモキシシリン投与で皮疹は必発？

- 1960年代の報告では，EBウイルスによる伝染性単核球症の患者にアンピシリン/アモキシシリンを投与すると高率（90%前後）に皮疹が出現することが知られていました[5]が，最近の研究では，それほど高率ではないことが報告されています．例えば，243名のEBウイルスによる伝染性単核球症の患者を調べた報告[6]では，抗菌薬投与下で51名（21%），抗菌薬投与なしで2名（0.8%）でした．
- また，小児の患者を対象とした研究[5]では，アンピシリン/アモキシシリン投与した群では29.5%で皮疹がみられましたが，投与しない群でも23.1%で皮疹がみられていて，一般的にアンピシリン/アモキシシリン投与で5～10%皮疹がみられることを考えても，アンピシリン/アモキシシリン投与で皮疹が起こる確率は低いと結論付けています．

Take Home Message

- 「伝染性単核球症って，ほっといても勝手に治る病気だから大丈夫」と考えることもありますが，そうではないケース（急性HIV感染症との鑑別，脾破裂と気道閉塞などまれな重篤合併症）もあるので，EBウイルスによる伝染性単核球症と考えられるケースでも知識を整理して，実臨床を行いましょう．

文献

1) Luzuriaga K et al：Infectious mononucleosis. N Engl J Med **362**：1993-2000, 2010
2) Rogers R et al：Evaluation of a novel dry latex preparation for demonstration of infectious mononucleosis heterophile antibody in comparison with three established tests. J Clin Microbiol **37**：95-98, 1999
3) Okano M et al：Proposed guidelines for diagnosing chronic active Epstein–Barr virus infection. Am J Hematol **80**：64-69, 2005
4) Andrew MF et al：Large-scale validation of the Centor and McIsaac scores to predict group a streptococcal pharyngitis. Arch Intern Med **172**：847-852, 2012
5) Patel BM：Skin rash with infectious mononucleosis and ampicillin. Pediatrics **40**：910-911, 1967
6) Lendak D et al：Rash in primary Epstein–Barr virus infection. Med Pregl **65**：138-141, 2012

23 リンパ腫の既往歴のある患者には…

◆結論から先に

- 悪性リンパ腫の既往歴のある患者さんの経過観察には，正確な病歴の把握と，丁寧な臨床的診察が大切です[1]．
- 再発のしやすさ，予後などは，同じ悪性リンパ腫といっても，ホジキンか非ホジキンか，非ホジキンでもびまん性大細胞型B細胞性か，濾胞性か，などの組織病理によって大きく変わってきます．まずは，どの組織病理であるのかをしっかり確認して，再発のパターンを把握することです（図1）．
- 漫然とした定期的な画像検査は不要というのが最近の研究結果の結論です．特にPETでの経過観察は偽陽性や被曝の問題もあり，勧められません．
- とは言っても，縦隔，腹腔内，後腹膜などの病変は画像でないと把握しにくいものです．そのような病変の残存が疑われる患者さん，再発リス

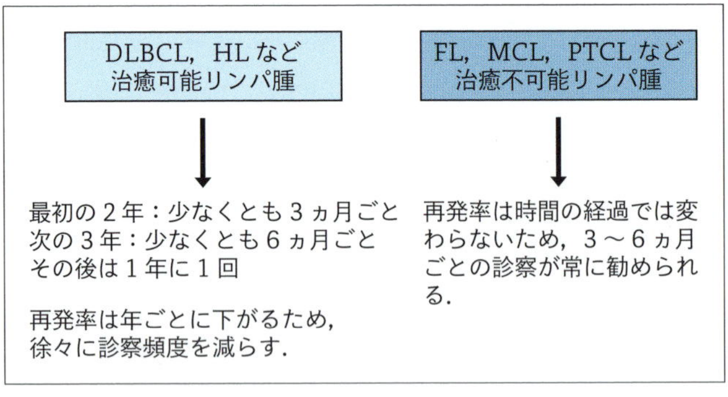

```
┌─────────────────────┐      ┌─────────────────────┐
│ DLBCL，HL など       │      │ FL，MCL，PTCL など   │
│ 治癒可能リンパ腫     │      │ 治癒不可能リンパ腫   │
└──────────┬──────────┘      └──────────┬──────────┘
           ↓                             ↓
 最初の2年：少なくとも3ヵ月ごと      再発率は時間の経過では変
 次の3年：少なくとも6ヵ月ごと        わらないため，3～6ヵ月
 その後は1年に1回                    ごとの診察が常に勧められ
                                     る．
 再発率は年ごとに下がるため，
 徐々に診察頻度を減らす．
```

図1 ◆ 経過観察のアルゴリズム
DLBCL：びまん性大細胞型B細胞リンパ腫，HL：ホジキンリンパ腫，FL：濾胞性リンパ腫，MCL：マントル細胞リンパ腫，PTCL：末梢性T細胞リンパ腫

クが高いと考えられる患者さんには，定期的な画像検査を検討してください．
- また悪性リンパ腫の化学療法後の方では，生涯の癌発生率がその他の方よりも増えるという報告もあるため，その他の癌にも留意が必要です．がん検診をきちんと受けるように促しましょう．

◆具体的にどうするか？

- まずは診断時の組織型を確認します．びまん性大細胞型B細胞リンパ腫（DLBCL），ホジキンリンパ腫，バーキットリンパ腫などは，比較的急速に進行して一般的な予後は不良ですが，治療がよく効いて完全寛解になれば，治癒も可能な患者群の存在する組織型と考えられています．一方，濾胞性リンパ腫，マントル細胞リンパ腫や末梢性T細胞リンパ腫などは治癒不可能な疾患と考えられています．
- 治癒可能な疾患であれば，時間の経過とともに再発率は下がる（図2）

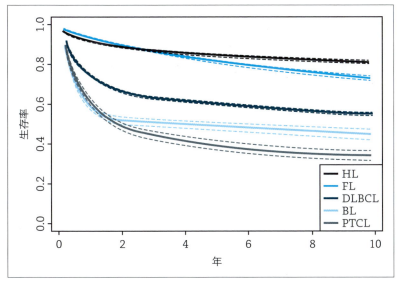

図2 ◆リンパ腫の亜分類によるリンパ腫関連生存率
HL：ホジキンリンパ腫，FL：濾胞性リンパ腫，DLBCL：びまん性大細胞型B細胞リンパ腫，BL：バーキットリンパ腫，PTCL：末梢性T細胞リンパ腫
破線は95％信頼区間を示す．

ために，診察の頻度を徐々に下げてよいです．
- 治癒不可能な疾患であれば，時間の経過では再発率は下がらず，一定の頻度で診察します．
- 診察時は，わかりやすいところでは，表在リンパ節の腫大の有無，扁桃の腫大，皮下腫瘤，脾臓腫大などに気を付けて診察します．リンパ腫は基本的に体中どこにでも起こり得るため，中枢神経浸潤で急速な麻痺症状，歩行障害，言語障害が起きたり，後腹膜リンパ節腫大による消化器症状や腎機能障害などが起きたりすることもあります．
- 血液検査では全血算，生化学，LDH 測定を行います．白血球の減少や上昇，貧血や血小板減少の進行，LDH や尿酸値の上昇が再発発見の契機となることがあります．LDH 上昇の陽性的中率は 7 〜 14％とあまり高くはないのですが，経時比較で 3 ヵ月前の 1.5 倍以上に増加して検出すると 55％まで上昇するので，比較することが大事です．わが国では可溶性 IL-2 レセプターが腫瘍マーカーとして用いられていますが，結果が出るまで数日を要します．やはり経時比較することで有用となります．
- 急性や亜急性の経過をとるリンパ腫（バーキットリンパ腫や DLBCL）などでは，本人がなんらかの異常を訴えて来院することが発見の契機となることが多いです．再発時も腫瘍が急速に腫大するため，自覚症状が出ることが多いです．リンパ節腫大であったり，食欲低下であったり，皮下腫瘤であったり，症状は多岐にわたりますが，急速な自覚症状の増悪があるときには躊躇なく再発を疑って画像を含めた精査を行うべきです．
- 長期生存する患者さんが増えるにつれ，他の癌の合併（二次発癌）が問題になってきています．白血病を含む血液腫瘍に加え，その他の固形癌の発生にも気を付ける必要があります．

◆なぜ考え方が変わったか？

- 悪性リンパ腫で化学療法後に完全寛解となった後，今までは定期的に CT や PET などで再発の有無を検査することが多くの施設で行われてい

- ました．もちろん，治療終了後2年以内など，定期的な画像検査で利益があると考えられる方もいます．
- しかし，以前から特にDLBCLで多くの定期画像検査に関する後ろ向き研究が報告されており，8～9割の患者さんで再発時に自覚症状があるとか，臨床検査値異常があることが知られていました．
- さらに，PETとCTでの定期画像検査を前向き研究で比較したところ，PETのほうがCTよりも感度がよかったのですが，偽陽性も12/1,184画像あり，無症状の被験者でPETでのみ再発診断できたのは16/891画像と少なかったことから，全ての患者にPETで定期検査をする意義は少ないと考えられるようになりました．
- 無症状のまま画像で再発が診断された患者と，症状があって再発が診断された患者を比較すると，画像で再発を診断された患者の方が有意差をもって再発時のステージは早期が多かったです．しかし，無増悪生存期間や全生存期間では有意差はありませんでした．
- CTなどの医療被曝により全悪性腫瘍のうち1.5～2％が発症しているという報告が定期画像検査推奨にはマイナスとなったこともあります．ただし，悪性リンパ腫患者では二次発癌で亡くなるよりも，再発死亡の方が圧倒的に多いです．
- これらの最近の論文などから，2013年のLuganoで行われた国際悪性リンパ腫会議のカンファレンスで，さまざまな分野のエキスパートの議論が行われ，現時点では定期的な画像検査が必要ではないという方向になっています．

◆この臨床試験がブレークスルー

▶ **Zinzani P et al, 2009**[2)]
Role of [18F]fluorodeoxyglucose positron emission tomography scan in the follow-up of lymphoma. J Clin Oncol **27**：1781-1787, 2009

- 前向きに421人のホジキンリンパ腫，非ホジキンリンパ腫でCRとなった患者に，FDG-PETで半年ごとに2年目まで，以降は1年ごとにフォローアップした試験です．36人は陽性の判断が難しく，生検を施行し，

その内 24 人（66％）が再発確認されました．多くの患者の拾い上げには有効ですが，偽陽性もあり生検が必要です．→偽陽性で不要な生検や放射線治療など行われる率が意外と高くなります．

▶ **Guppy AE et al, 2003**[3)]
The role of Surveillance CT scans in patients with diffuse large B-cell non-Hodgkin's lymphoma. Leuk Lymphoma **44**：123-125, 2003

- DLBCL で化学療法後に完全緩解となった 107 人に対し，3ヵ月，12ヵ月のサーベイランス CT で無症候性再発の早期検出を試みました．35人が再発し，その内 86％に新たな症状がありました．5.7％のみが無症状で，CT で再発が発見されました．→無症候性患者を画像のみで発見する率は極めて低くなります．

▶ **Cheson BD et al, 2014**[4)]
Recommendations for initial evaluation, staging, and response assessment of Hodgkin and Non-Hodgkin lymphoma：The Lugano Classification. J Clin Oncol **32**：3059-3067, 2014

- 第 12 回の国際悪性リンパ腫会議（International Conference on Malignant Lymphoma：ICML, Lugano, 2013）で Revise された，リンパ腫のステージング，効果判定，フォローアップについてのレコメンデーションが記載されています．

◆個人的な経験で言えば

- DLBCL の再発や，アグレッシブリンパ腫への形質転換などでは，自覚症状が現れることが多くあります．患者さんが予約日時とは違ったときになんらかの症状を訴えて来院したら，再発がないかどうかを疑って検査することが重要です．
- 完全寛解となって 5 年を過ぎても，中には完全寛解の 10 年，20 年後に再発をする方がいます．後者は再発ではなく，再度新しくリンパ腫になったと考えるのが自然でしょう．年月が経っての再発は少数とはいえ，リンパ腫の既往がある方では，再発や再度のリンパ腫発症，その他の癌の併発など，悪性腫瘍の発症に関して常に気を付ける必要があると感じて

います.

Take Home Message
- リンパ腫の既往のある患者さんの診療では
①リンパ腫の再発を疑いながら,患者さんの訴え(自覚症状)に耳を傾けましょう.再発が疑われる場合は,速やかな精密検査が必要です.
②その他の癌の発症に関しても,検診など推奨しつつ気を付けましょう.

文献
1) Cohen JB et al：Optimal disease surveillance strategies in non-Hodgkin lymphoma. Hematology Am Soc Hematol Educ Program 2014：481-487, 2014
2) Zinzani P et al：Role of [18F]fluorodeoxyglucose positron emission tomography scan in the follow-up of lymphoma. J Clin Oncol 27：1781-1787, 2009
3) Guppy AE et al：The role of Surveillance CT scans in patients with diffuse large B-cell non-Hodgkin's lymphoma. Leuk Lymphoma 44：123-125, 2003
4) Cheson BD et al：Recommendations for initial evaluation, staging, and response assessment of Hodgkin and Non-Hodgkin lymphoma：The Lugano Classification. J Clin Oncol 32：3059-3067, 2014

24 腫瘍崩壊症候群の予防には

◆結論から先に

- 腫瘍崩壊症候群は急性腎不全，痙攣，不整脈をきたし，時には致死的な状況を招く oncologic emergency の1つです．
- 治療開始前に腫瘍崩壊症候群の発症リスクを評価し，適切な予防，治療を行うことが大切です．

◆腫瘍崩壊症候群とは？

- 腫瘍崩壊症候群（tumor lysis syndrome：TLS）は，大量の腫瘍細胞が短時間で崩壊して，その細胞内物質や代謝産物が血液内に流入し，生体の排泄能を上回った際に体内に蓄積することで，さまざまな臓器不全をきたす症候群です．重篤な場合や適切な治療がなされなかった場合は，急性腎不全や痙攣，致死的不整脈を招くため，oncologic emergency の1つとされています（図1）．
- TLS は臨床検査値に基づく TLS である Laboratory TLS と，Laboratory TLS に痙攣，腎不全，不整脈，突然死を伴う Clinical TLS に大別されます（表1）．
- TLS は抗がん剤治療によってのみ誘発されるのではなく，放射線治療やリンパ系腫瘍に対するステロイドの投与でも発症する場合があります．

◆TLS の治療と予防には治療開始前の適切なリスク分類が不可欠！

- TLS は重篤化すると致死的状況を招くため，治療前の迅速な評価，適

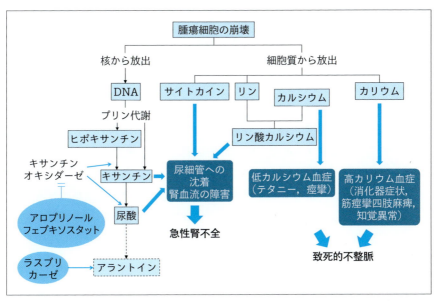

図1 ◆ TLSの病態

表1 ◆ TLSの診断基準

▶Laboratory TLS
下記の臨床検査値異常のうち2項目以上を化学療法開始3日前から7日後までに満たす場合

尿酸値	：正常上限以上
血清カリウム値	：正常上限以上
血清リン値	：正常上限以上

▶Clinical TLS
Laboratory TLSに加えて下記のいずれかの所見を伴う場合

痙攣	
腎機能障害	：血清Crが正常上限の1.5倍以上
不整脈，突然死	

切な治療，予防的処置が不可欠です．
- TLSのリスク評価は次の3つのStepに分けて行い，予想されるTLSの発症率によって，低リスク（発症率が1％未満），中間リスク（発症率が1〜5％），高リスク（発症率が5％以上）に最終的に分類します．

⟨Step 1⟩
- 血清尿酸，カリウム，リン，カルシウム値を測定し，Laboratory TLS の有無を確認し，診断基準を満たしている症例に関しては，Clinical TLS の有無を評価します．

⟨Step 2⟩
- TLS 非発症例は腫瘍の種類，腫瘍量，治療の方法などから，各症例を低リスク疾患，中間リスク疾患，高リスク疾患に分類します（図2）[1]．

⟨Step 3⟩
- 低リスク疾患，中間リスク疾患は，腎機能障害や腫瘍の腎浸潤の有無，血清の尿酸，リン，カリウムの値によってリスク調整を行い，最終的に各リスクに分類します（図3）[1]．

◆ TLS の予防と治療に大事な 4 本の柱

- TLS を管理する上で，「体液バランスの調整と利尿」，「高尿酸血症の治療」，「電解質の補正」，「腎機能代替療法」の 4 つの要素が根幹となります．各リスクに応じて，これらを組み合わせて予防，治療を行いましょう．

1 ▪ 体液バランスの調整と利尿

- 中間リスク以上の場合では，心機能障害や腎機能障害，脱水などを考慮しつつ，カリウムやカルシウム，リンを含まない製剤を用いて尿量を $80 \sim 100 \ mL/m^2/hr$，尿比重 ≤ 1.010 を維持できるように調整します．
- 利尿薬に関しては，routine には使用せず，体液量が過剰な場合において投与を考慮し，尿路閉塞などの有無を確認した上で，カリウム排泄を促進するループ利尿薬を使用します．

2 ▪ 高尿酸血症の治療

1）尿酸生成抑制薬（アロプリノール，フェブキソスタット）
- キサンチンオキシダーゼ（XO）を阻害することで，キサンチンの尿酸への変換を抑制し，尿酸生成を低下させます（図1）．
- アロプリノールは既に生成された尿酸に対しては作用しないため，化学療法開始 24 〜 48 時間前の投与が必要です．
- アロプリノールは腎排泄性のため，腎障害を有している場合には減量が

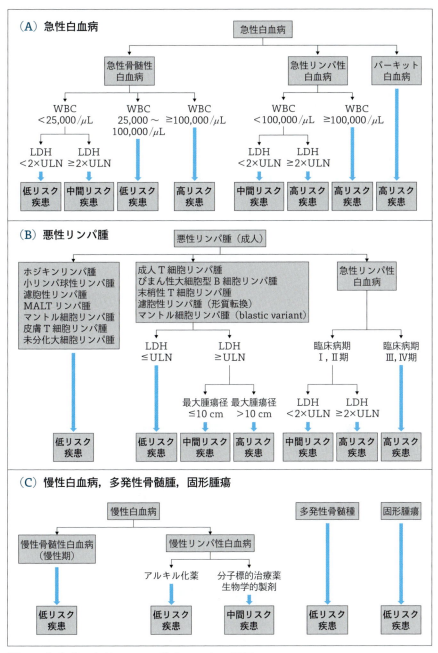

図2 ◆各疾患におけるTLS発症リスクの評価

［文献1より引用］

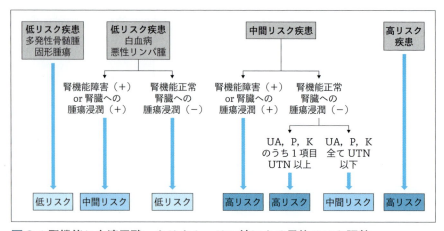

図3 ◆ 腎機能と血清尿酸，カリウム，リン値による最終リスク調整
［文献1を参考に著者作成］

必要ですが，フェブキソスタットは肝臓で代謝され不活性体となるため，基本的には腎機能に応じた用量調節が必要ありません．両薬剤の有効性に現時点では大きな差が認められないため，副作用の観点から後者の方が使用しやすいのかもしれません．

2）尿酸分解酵素薬（ラスブリカーゼ）

- ラスブリカーゼは遺伝子組み換えウリカーゼで，速やかに尿酸をアラントインへと変換し，効率的に尿酸濃度を低下させます（図1）．
- グルコース-6-リン酸脱水素酵素欠損症症例やラスブリカーゼ投与歴のある症例は，原則禁忌です．
- ラスブリカーゼは酵素製剤で，室温下では採血管内においても尿酸を分解させるため，採血後は ice water bath に入れ検査室へ運び，すぐに測定することが重要です．

> **コラム ーラスブリカーゼの有効性と至適投与量は？ー**
>
> ラスブリカーゼの投与量，期間に関しては，多くの臨床試験では5日間投与で行われてきましたが，その投与量はさまざまであり，至適投与量は定まっていません．わが国において承認された用法・用量は 0.20 mg/kg/day

を最大7日間までですが，ラスブリカーゼ単回投与の有効性と医療経済上の利点がメタ解析によっても示され[2]，TLSの予防においては，ラスブリカーゼ（0.1 mg/kg）を単回投与し，慎重にモニタリングを行いつつ，高尿酸血症の再燃がみられた場合に追加投与する方法でも十分かもしれません．しかしながら注意すべき点は，多くの試験におけるエンドポイントが，治療開始早期における尿酸の低下に設定されており，Clinical TLSの発症頻度や生存率などの臨床転帰に対する影響はまだ明らかになっていないことです．

3 ▪ 電解質の補正

- 高カリウム血症が中等症（≧6.0 mmol/L）で，かつ無症候性である場合は，心電図と血液検査の慎重なモニタリングとポリスチレンスルホン酸ナトリウムの経口投与を行います．重症（≧7.0 mmol/L）または症候性の場合は，致死的不整脈の予防としてグルコン酸カルシウムの投与を行い，グルコース/インスリン療法や重炭酸ナトリウムの投与，ループ利尿薬の投与を検討します．
- テタニーや心電図異常，痙攣などの臨床所見を伴っていない低カルシウム血症に対しては，カルシウム製剤の投与によりリン酸カルシウムの形成が助長される可能性があるため，治療の適応にはなりません．臨床所見を伴っている場合に限り，所見が消失するために必要な最低限の量のカルシウム製剤（グルコン酸カルシウム 50～100 mg/kg IV など）を投与します．
- 以前は尿酸排泄促進と尿酸による腎障害の予防を目的として，重炭酸ナトリウムなどで尿のアルカリ化を図ることは標準的な治療とされてきました．しかし，尿がアルカリ化することで，リン酸カルシウムは逆に析出が増加し，尿細管閉塞から腎障害をきたすことから，現状では尿のアルカリ化はTLSの予防として推奨されません．

4 ▪ 腎機能代替療法

- TLSにおける腎機能代替療法の適応について，明確なコンセンサスはありませんが，致死的不整脈をきたす可能性がある高カリウム血症，重度の代謝性アシドーシス，利尿薬に反応しない体液貯留，尿毒症症状が認められる場合は積極的に開始すべきです．

Take Home Message

- 血液悪性腫瘍の診断が得られたら，まずは TLS の有無を確認し，発症リスク分類をしましょう．
- 原疾患の治療前から，TLS 予防の先行が重要です．

文献

1) 腫瘍崩壊症候群（TLS）診療ガイダンス，日本臨床腫瘍学会（編），金原出版，東京，pp.8-24, 2013
2) Feng X et al：Efficacy and cost of single-dose rasburicase in prevention and treatment of adult tumour lysis syndrome：a meta-analysis. J Clin Pharm Ther 38：301-308, 2013

25 化学療法後の好中球減少中に発熱．すぐに抗菌薬が必要？

◆結論から先に

- 深在性真菌症への対応を考慮しなければならない点を除くと，固形腫瘍と血液腫瘍における発熱性好中球減少症（FN）の考え方には大きな変わりはありません．
- FNでは，緑膿菌のカバーを中心とした広域抗菌薬を速やかに開始しなければなりません．
- "FN ≠ セフェピムを開始"：発熱原因不明，非常に重篤な場合を除いて，FN時の抗菌薬の選択は症例ごとに考えるべきです．
- FN ≠ 感染症：非感染性の原因も含め，発熱の原因の精査が必須です．抗菌薬開始前の精査の時間的余裕のない場合は，抗菌薬開始後の精査でも構いません．
- "発熱が続く→盲目的に抗菌薬の変更" はダメ！ 治療がうまくいかないと判断した場合にも，その原因検索は必須です．より広域な抗菌薬は，解熱しない場合のより効果の高い解熱薬ではありません．
- 好中球減少時であっても適宜 de-escalation を検討しましょう．

◆具体的にどうするか？

- FNと判断した場合には可能な範囲で，最低限の発熱原因のスクリーニングし必要な検査を実施し，速やかに抗菌薬を開始します．治療開始後に改めて発熱の原因をしっかりと検討します．
  - プレショック状態など一刻も早く抗菌薬治療が必要な状況では，精査よりも抗菌薬および循環・呼吸等の補助療法の開始を優先します．この場合も，治療開始後の発熱の原因精査は不可欠です．
  - 投与する抗菌薬はセフェピム，タゾバクタム・ピペラシリン，カルバ

ペネムから選択することが一般的です．グラム陽性球菌やカンジダなどのカバーの必要性が判明すればグリコペプチド系抗菌薬や抗真菌薬などを併用します．
- 上記抗菌薬を開始後も好中球減少下での発熱が4～5日以上持続する場合には，深在性真菌症への対応について検討することが必要です．このような状況が起こるのは急性白血病の寛解導入療法や同種造血幹細胞移植（hematopoietic stem cell transplantation：HSCT）が中心となります．
  - 抗真菌薬の予防投与がない状況では最低限カンジダのカバーを検討し，防護環境（無菌室）管理中か否か，今後も長期間の好中球減少が見込まれるかなどのリスクに応じて糸状菌のカバーも検討します．
  - 経験的に抗真菌薬を開始した後に深在性真菌症の可能性が低いと判断された場合には，抗真菌薬の中止を適宜検討します．

◆なぜ好中球減少時の対応を急がなければならないのか？

1 ▪ FNとは？

- FNとは，以下の2つの基準を満たす状態を指します．
  - 末梢血好中球数＜500/μL
    - ▶48時間以内に＜500/μLとなることが予測される場合も含む
    - ▶好中球数が正常でも好中球の機能異常があれば，FNとして対応が必要な場合もある［例：骨髄異形成症候群（MDS）など］
  - 腋窩温≧37.5℃　もしくは口腔温≧38℃
    - ▶米国感染症学会のガイドラインでは口腔温≧38.3℃（101°F），もしくは38.0℃（100.4°F）が1時間持続
- この基準をみていただければ，FNはある特定の疾患名を指すものではなく，"好中球が減っている患者さんが発熱をしている"という状態を指しているだけとわかります．その原因はなんでもよく，骨髄浸潤によって好中球減少をきたした悪性リンパ腫の患者さんの腫瘍熱もFNとなります．つまり，"FNの診断≠感染症の診断"です．FNと判明すれば，発熱の原因を探る必要があります（表1）[1]．

表1 ◆ 好中球減少患者における発熱エピソードの原因

・原因不明の発熱　45〜50%
・臨床的に診断された感染症　20〜25%
・微生物学的に診断された感染症　20〜25%
・非感染性の発熱　＜5%

［文献1より引用］

2. FN≠感染症なのにすぐに抗菌薬投与が必要？ 30年以上前の文献にヒントが…

- では，感染症と診断できた症例だけに抗菌薬を開始すれば，不要な抗菌薬投与を減らせるでしょうか？ そのヒントが30年以上前の米国のがんセンターにおける検討にあります[2]．

- 好中球＜100/μL 未満の患者の緑膿菌菌血症死亡率
  ▶ 未治療，もしくは不適切な抗菌薬による治療下：発症24時間以内 15% → 48時間以内 57% へ上昇

- FN では5〜10%の症例が敗血症性ショックに至るとも言われており，早期の抗菌薬治療開始が不可欠となります．FN の原因同定は困難なことも多く，FN では特に緑膿菌のカバー漏れのないような広域の抗菌薬を開始するという経験的治療が推奨されます．

3. どの薬剤を選ぶ？

- 経験的治療として一般的には，緑膿菌のカバーを考慮した以下の3剤から選択されます．

① セフェピム：グラム陰性桿菌（Gram Negative Rods：GNR）のカバーが中心で，腸球菌・嫌気性菌のカバーなし
② タゾバクタム・ピペラシリン：GNR，嫌気性菌，一部の腸球菌のカバーあり
③ カルバペネム：ESBL 産生菌を含む GNR，嫌気性菌のカバーはあるが腸球菌のカバーは弱い

- どの薬剤を用いるかは，以下の各施設における GNR への感受性率（アンチバイオグラム）が参考になります．

  - いずれの薬剤にも同様によい感受性 → セフェピム
  - 1，2剤のみ感受性が良好 → 感受性のよい薬剤から選択（セフェピム

を優先）
- いずれの薬剤にも同様に悪い感受性→3剤のいずれかにアミノグリコシドなどの併用を検討
- 特定の感染症が疑われる場合には，関連が疑われる病原体をカバーする必要があります．
- カテーテル関連血流感染症を疑う→血液培養結果判明までバンコマイシン併用
- 好中球減少性大腸炎（neutropenic enterocolitis：NEC）や肛門周囲膿瘍を疑う→抗嫌気性菌作用のある薬剤を使用
- FNだからセフェピムで治療を開始するといった，条件反射的な思考はやめましょう．抗菌薬開始時に原因がはっきりしなかった場合も，取り急ぎの抗菌薬開始後に原因を検索する必要があります．感染臓器や微生物の情報は適切な感染症治療に不可欠だからです．

◆どのように精査を行う？

- 精査は以下のとおり行います．
①バイタルサインや全身状態を把握し，診察前に抗菌薬や補助療法の開始を急ぐ必要性につき検討する．必要があれば速やかな対応を実施する．
②問診から患者さんの背景（既往歴，現病歴，曝露歴や背景にある免疫不全など）を把握する．
③システムレビューを実施する（頭痛の有無に始まり，肛門痛や関節痛に至るまで全身の症状を1つ1つ聴取しチェックする）．
④頭から足の先まで一通り丁寧に診察を行う．この際，特に口腔内や肛門周囲，右下腹部の診察（NECの診察）は丁寧に行う．
⑤これらの情報を元にしたプロブレムリストより鑑別診断を検討する．
⑥疑わしい感染部位があれば，その部位に関連する培養検体を提出する（2セット以上の血液培養は必須）．
⑦鑑別診断に応じた抗微生物薬治療を開始する．不明の場合は判明するまで連日の丁寧な診察を続ける．

⑧毎日の丁寧な診察の下，治療の修正の必要性につき検討する．

- 好中球がない状況では局所の炎症が起こりづらく，症状に乏しい場合があります．このため膿尿のない尿路感染症や喀痰や咳のでない肺炎なども起こり得ます．
- 疫学情報が感染症診断のヒントになります．好中球減少期には以下のような感染症が多いとされます[1]．
  - ・呼吸器感染症　35〜45%
  - ・血流感染症　15〜35%
  - ・尿路感染症　5〜15%
  - ・皮膚軟部組織感染症　5〜10%
  - ・消化器感染症　5〜10%
  - ・その他の感染症　5〜10%
- これらの上位を占める感染症に対して，血液培養，胸部X線や尿検査などのスクリーニングも適宜実施します．15〜20%の症例で複数の感染を発症しているとも言われますので，明らかな感染部位が判明した場合でも，これらの検査は適宜検討します．また，NECや肛門周囲の感染症の関与は嫌気性菌カバーを検討する上での重要な情報のため，腹部（特に回盲部）や肛門の丁寧な診察は必須です．

◆抗菌薬開始後も発熱が続く場合は？

- 患者さんの全身状態を日々再評価します．全身状態が安定しているものの発熱のみが続く場合の多くは，抗菌薬の変更・追加を必要としません．
- 好中球減少下では，適切な治療下でも解熱までに2〜7日程度要することが知られています．しかし，好中球減少時には感染症が存在しても症状が出にくい状況ですので，表2のような内容につき1つ1つ慎重に検討します．
- 発熱が続き，かつ全身状態も悪化傾向であれば，経験的に広域な抗菌薬への変更・追加を行うか検討します．その場合，血液培養や感染源として疑われる部位の細菌培養検査を変更前に採取しておき，ブレークスルーする病原体が疑われなかった場合には再度de-escalationできるよ

表2 ◆ 治療がうまくいかないときに考えること

- 適切な治療下であっても改善に時間のかかる感染症や播種性病巣の有無を確認する
  - ▶膿瘍，血管内感染，骨髄炎などは解熱までに時間がかかることが多い
  - ▶好中球回復期には適切な治療を行っていても，一過性に局所症状が増悪することがある
  - ▶血流感染から新たな播種性病巣が出現していないか検討する
  - ▶適切な治療下でも高度の免疫不全によって改善に時間を要することがある
  - ▶ニューモシスチス肺炎などのように適切な治療を行っていても，治療初期に一過性に症状が増悪することがある
  - ▶侵襲性肺アスペルギルス症は適切な治療下でも，最初の1週間は過半数の症例で画像所見が悪化するため，治療初期の治療効果判定は慎重に行う必要がある

- 外科的介入が必要な感染症の有無を評価する
  - ▶壊死病巣，膿瘍，異物の存在など

- 想定した感染症が異なっていた場合や新たな感染症の合併について検討する
  - ▶現在使用中の抗微生物薬のスペクトラムを確認する（現在の抗微生物薬をブレークスルーする感染の有無を確認し，鑑別とすべきか評価する）
  - ▶現在の抗微生物薬が不応と判断する場合には，感染部位の培養検査を再度実施すれば治療不応性の病原体が残存しているはずであるため，可能な限り再検査を行い薬物感受性検査の実施を検討する
  - ▶臓器特異的な症状に乏しい場合のある感染症にも注意する（カテーテル関連血流感染症や胆管炎，膀胱カテーテル関連尿路感染症，*Clostridium difficile* 関連腸炎など）

- 抗微生物薬の用量・用法が適切か再確認する
  - ▶薬物血中濃度のチェックも検討する

- 非感染性の原因の有無を検討する
  - ▶薬剤熱（輸血も含む），腫瘍熱，血栓症，繰り返す誤嚥，心不全，免疫反応など

うな準備をしておくことが重要となります．
- 新たな発熱の原因が判明した場合には，適宜対応を行います．

◆抗菌薬開始後も発熱＋好中球減少が続く場合は？

- 固形腫瘍と異なり，急性白血病の寛解導入治療時や同種HSCTでは，好中球減少が7〜10日以上持続することが多くなります．全身状態が安定した状況での発熱の持続でも，広域抗菌薬投与下のFNが4〜5日以上持続する場合には，深在性真菌症に注意が必要です．
- この理由は，抗菌薬投与下に遷延するFNにアムホテリシンBを追加すると深在性真菌症が減少したという1980年代の論文に由来します[3,4]．
- ただし，このような1週間を越えるような長期間の好中球減少が予測さ

れる治療を行う場合には，カンジダの予防が一般的に推奨されており，長期間持続する FN のときに実際に問題となるのは主にアスペルギルスなどの糸状真菌をカバーするかどうかとなります．
- 長期間の好中球減少が続く場合には，消化管などに常在するカンジダによる内因性感染の危険性があり，予防投与がされていない場合には，まずはカンジダを対象とした予防もしくは経験的治療を検討します．
- 1 週間以上の好中球減少では，アスペルギルスを中心とした糸状真菌感染症の危険性が高まります．呼吸器症状がなくても肺炎や副鼻腔炎が隠れている場合もあり，CT 検査やアスペルギルスガラクトマンナン抗原検査によるスクリーニングを行います．これらの検査結果を待つ余裕がなければ，経験的治療としてアスペルギルスのカバーも検討します．まれにカンジダ・アスペルギルス以外の病原体による感染症も起こり得るため，日々の丁寧な診察は引き続き不可欠です．

Take Home Message

- FN と判明したら，早期に広域抗菌薬を開始しましょう．
- たとえ抗菌薬治療開始後であっても，日々発熱の原因を丁寧に検索しましょう．
- 発熱が続くことのみを理由に，抗菌薬を変更してはいけません（抗菌薬≠解熱薬）．
- 治療内容を修正する際には，発熱の持続以外の理由を述べることができるようにしましょう（○○の所見から△△による□□感染が鑑別に挙がるため…など）．

文献

1) Nesher L et al：The current spectrum of infection in cancer patients with chemotherapy related neutropenia. Infection 42：5-13, 2014
2) Bodey GP et al：Pseudomonas bacteremia. Retrospective analysis of 410 episodes. Arch Intern Med 145：1621-1629, 1985
3) Pizzo PA et al：Empiric antibiotic and antifungal therapy for cancer patients with prolonged fever and granulocytopenia. Am J Med 72：101-111, 1982
4) Empiric antifungal therapy in febrile granulocytopenic patients. EORTC International Antimicrobial Therapy Cooperative Group. Am J Med 86：668-672, 1989

26 発熱性好中球減少症が遷延. β-D-グルカンとアスペルギルス抗原が陰性なら真菌症は否定できる？

◆結論から先に

- β-D-グルカンは深在性真菌症全般，アスペルギルス抗原は侵襲性アスペルギルス症の診断において精度の高い血清学的検査ですが，精度が高いと言っても感度は80％程度であり，陰性の結果であっても真菌症を否定することはできません．
- ムーコル症のようにβ-D-グルカンの上昇しない深在性真菌症もあります．
- β-D-グルカンやアスペルギルス抗原の結果は，臨床所見や画像所見などと併せて総合的に判断する必要があります．

◆β-D-グルカン，アスペルギルス抗原とはどのような検査で，なぜ必要なのか？

- 血液領域における深在性真菌症の内訳は，アスペルギルス症，カンジダ症が多く，近年，ムーコル症，フサリウム症，トリコスポロン症などの新興真菌感染症も報告されるようになっています．
- β-D-グルカンはカンジダ属やアスペルギルス属などの多くの真菌に共通する細胞壁を構成する多糖体の1つで，深在性真菌症全般で上昇しますが，ムーコル症，クリプトコッカス症では上昇しません．
- アスペルギルス抗原（アスペルギルスガラクトマンナン抗原）はアスペルギルスの細胞壁の構成成分で，アスペルギルスが発育し，組織浸潤する際に周囲に放出されるもので，侵襲性アスペルギルス症で上昇します．
- 深在性真菌症は，急性白血病に対する化学療法や造血幹細胞移植（HSCT）など，好中球減少期間（好中球数$<500/\mu L$）が1週間以上にわたる治療において，特に発症リスクが高いと考えられています．その他，同種移植後の移植片対宿主病（graft-versus-host disease：GVHD），

- ステロイド投与，細胞性免疫抑制薬の投与などがリスク因子になります．以前と比べて深在性真菌症の治療成績は改善していますが，それでも依然死亡率は高く，治療成功のためには早期診断・早期治療が重要です．
- 深在性真菌症の診断において，培養検査は基本かつ重要な検査ですが，感度が低く，病状が進行してからでないと陽性になりにくい，結果が出るまでに時間を要する，といった問題点があり，早期診断には適しません．
- そこで，培養検査よりも感度がよく，迅速に結果がわかるβ-D-グルカンやアスペルギルス抗原といった真菌の血清学検査が深在性真菌症のスクリーニングや診断において広く用いられるようになりました．
- β-D-グルカンは，海外ではFungitellというキットが用いられていますが，わが国で用いることのできるキットはファンギテックGテストMKⅡ（閾値20 pg/mL）とワコー（閾値11 pg/mL）の2種類です．深在性真菌症の診断におけるβ-D-グルカンの前者の感度・特異度は75.0%，91.6%，後者が41.7%，98.9%と報告されており，感度は前者が，特異度は後者が優れる傾向にあります（表1）[1]．
- 従来，アスペルギルス抗原の閾値（optical density index：ODI）は1.5が用いられていましたが，白血病に対する化学療法やHSCTなどを受ける易感染性宿主においては感度が低くなってしまうため，現在では一般的に0.5を閾値として用いています．この閾値を用いると，血清中の侵襲性アスペルギルス症の診断におけるアスペルギルス抗原の感度・特異度はいずれも約80%と報告されています（表2）[2,3]．

表1 ◆ 深在性真菌症診断における血清β-D-グルカンの有用性

キット	閾値（pg/dL）	感度	特異度
G-MKⅡ	20	75.0%	91.6%
ワコー	11	41.7%	98.9%
Fungitell	80	83.3%	92.6%

［文献1より引用］

表2 ◆ 侵襲性アスペルギルス症診断における血清，気管支肺胞洗浄液中のアスペルギルス抗原の有用性

検体	閾値（ODI）	感度	特異度
血清	0.5	82%（95%CI：73〜90%）	81%（95%CI：72〜90%）
BAL	0.5	96.5%	90.4%

ODI：optical density index，95%CI：95%信頼区間，BAL：気管支肺胞洗浄液

［文献2，3を参考に著者作成］

◆どのような状況で真菌症を疑って，どのように診断を進めるのか？

- 急性白血病に対する化学療法やHSCTなど深在性真菌症の発症リスクが高い治療を実施中に，発熱性好中球減少症（FN）に対して広域抗菌薬を開始して4〜7日間経過しても発熱が持続する場合（いわゆる広域抗菌薬不応性のFNにおいて），深在性真菌症を疑う必要があります[4]．
- 広域抗菌薬不応性のFNでは，入念な問診，診察，血液培養の採取に加えて，β-D-グルカン，アスペルギルス抗原の血清学的検査，肺感染症，副鼻腔炎を起こしやすい侵襲性アスペルギルス症の精査として胸部（±副鼻腔）CTを撮影します[5]．
- 侵襲性肺アスペルギルス症の初期病変は胸部X線では検出できないことが多いため，胸部X線で異常所見がなくても胸部CTを積極的に撮影します．
- 侵襲性アスペルギルス症の早期診断においては，血清学的検査，画像検査の両者が重要で，発症早期では血清学的検査は陰性で画像所見が先に出るケースを多く経験します．血清学的検査が陰性であっても侵襲性アスペルギルス症を疑う画像所見があれば，抗真菌治療の開始を考慮します．一方，血清学的検査が画像よりも先に陽性になるケースもあります．
- カンジダ症は血流感染症としての発症が多いですが，血液培養の感度は60〜80%，陽性までの期間の中央値は2〜3日で，1週間以上かかることもあると報告されています．臨床所見に加えてβ-D-グルカン増加がみられた場合には，カンジダ血症の可能性も念頭に置きます（カンジダ血症の場合にはアスペルギルス抗原は一般には陰性）．ただし，β-D-グルカンは真菌特異的なマーカーではなく，他の真菌症やニューモシスチス肺炎でも上昇することに注意が必要です．

- ムーコル症は，肺感染症や副鼻腔炎など侵襲性アスペルギルス症と類似した臨床所見を呈しますが，β-D-グルカン，アスペルギルス抗原とも上昇しません．侵襲性アスペルギルス症の第一選択薬であるボリコナゾールが無効であるため，その鑑別は重要です．

◆ β-D-グルカン，アスペルギルス抗原の使い方の実際

- 急性白血病に対する化学療法やHSCTなど深在性真菌症のリスクの高い治療においては，β-D-グルカンやアスペルギルス抗原をスクリーニングすることで深在性真菌症の早期発見につなげます．筆者らの施設では，高リスク群においては週1回のスクリーニングを行っています．
- 治療経過中に，発熱がなくてもβ-D-グルカンやアスペルギルス抗原の上昇がみられた場合には，深在性真菌症の可能性を考えて精査を行います．
- 広域抗菌薬不応性のFNでは，前述のように精査を進めます．

◆ β-D-グルカン，アスペルギルス抗原，こんな有用性も報告されています

- 侵襲性肺アスペルギルス症の診断においては，気管支肺胞洗浄液中のアスペルギルス抗原測定も有用です．ある研究では0.5をcut offとすると感度96.5％，特異度90.4％と報告されています（表2)[2,3]．その他，脳脊髄液や胸水中のアスペルギルス抗原も診断に有用と考えられています．
- アスペルギルス抗原陽性の侵襲性アスペルギルス症において，発症時のアスペルギルス抗原の絶対値や治療開始後の低下率などが予後と関連しているという報告があり，予後予測や治療効果判定にも役立つ可能性があります．また，侵襲性カンジダ症において，β-D-グルカンの低下が治療成功率と関連しているという報告もあります．しかし，いずれも治療期間の決定や治療終了の基準として用いることはできません．

◆β-D-グルカン，アスペルギルス抗原の結果を解釈するに当たっての注意点

- アスペルギルスに活性のある抗真菌薬（抗糸状菌薬）を投与中は，アスペルギルス抗原の感度が落ちる（偽陰性が増える）ことが報告されています．
- β-D-グルカン，アスペルギルス抗原とも偽陽性の問題が報告されているため，解釈に注意が必要です．β-D-グルカンはセルロース系透析膜，大量ガーゼといった医療材料，血液製剤（アルブミン製剤，グロブリン製剤）の使用などによる偽陽性の報告があります．
- アスペルギルス抗原はアスペルギルス以外の真菌との交差反応（ヒストプラズマ，ペニシリウム，トリコスポロン，クリプトコッカスなど），特定の抗菌薬使用（クラブラン酸・アモキシシリン），ビフィドバクテリウム属や大豆蛋白を含む経管栄養の腸管からの吸収，同種移植後や消化管の慢性GVHDを発症している場合などに偽陽性の頻度が高くなることが報告されています．
- なお，以前にアスペルギルス抗原偽陽性の代表的な原因とされていたタゾバクタム・ピペラシリンは製造工程管理の適正化により偽陽性の原因とはならなくなったことが報告されました．

Take Home Message

- β-D-グルカン，アスペルギルス抗原は深在性真菌症，侵襲性アスペルギルス症の診断，スクリーニングに有用な血清学的検査ですが，下記の限界を念頭に置いて，臨床所見や画像所見と合わせて総合的に判断することが重要です．
①感度・特異度は100％ではありません．
②ムーコル症，クリプトコッカス症ではβ-D-グルカンが上昇しません．
③さまざまな原因で偽陽性を起こすことがあります．

文献

1) Yoshida K et al：Clinical viability of Fungitell, a new $(1 \rightarrow 3)$-β-D：-glucan measurement kit, for diagnosis of invasive fungal infection, and comparison with other kits available in Japan. J Infect Chemother **17**：473-477, 2011
2) Leeflang MM et al：Galactomannan detection for invasive aspergillosis in immunocompromised patients. Cochrane Database Syst Rev. 2008 Oct. doi：10.1002/14651858.CD007394
3) Maertens J et al：Bronchoalveolar lavage fluid galactomannan for the diagnosis of invasive pulmonary aspergillosis in patients with hematologic diseases. Clin Infect Dis **49**：1688-1693, 2009
4) Freifeld AG et al：Clinical practice guideline for the use of antimicrobial agents in neutropenic patients with cancer: 2010 Update by the Infectious Diseases Society of America. Clin Infect Dis **52**：e56-93, 2011
5) 深在性真菌症の診断・治療ガイドライン 2014, 深在性真菌症のガイドライン作成委員会（編), 協和企画, 東京, pp.4-5, 2014

27 多発性骨髄腫の診断はどうする？

◆結論から先に

- 多発性骨髄腫は形質細胞が腫瘍となり増殖する疾患で，多彩な症状を呈します．そのため，はじめから血液内科に受診することはまれです．
- 病気が進行するまで発見されない症例をよく経験しますが，早期に正確に診断することが治療成績を改善することにつながります．
- 血液専門医以外の医師がいかにして本疾患を疑い，早期診断に結びつけられるかは重要なポイントです．

◆どんなときに多発性骨髄腫を疑うのか？

- いわゆる CRAB 症状（Calcium：高カルシウム血症，Renal：腎障害，Anemia：貧血，Bone：溶骨病変）が多発性骨髄腫の代表的な症状です．
- 最も多い症状は骨病変による痛みで，次に多いのが貧血による動悸や息切れです．
- CRAB 症状があれば比較的診断は容易ですが，これらがきっちりそろっていることはあまりありません．
- 健康診断などで M 蛋白を指摘され，紹介されてくるケースが多いですが，貧血や血清総蛋白の異常値，尿蛋白陽性など誰にでもみられるような所見からみつかる場合もあります．
- 免疫グロブリン検査で，IgG，IgA，IgM のうち1つの免疫グロブリンだけが増加し，他の2つが抑制されている場合や，3つとも低値の場合も多発性骨髄腫を疑う重要な所見です．
- お年寄りの整形外科でみてもらっているのになかなか腰痛が治らない症例や，まだ若いのにちょっとしたことで骨が折れた（いわゆる病的骨折）というような症例で，背景にある多発性骨髄腫が見逃されているという

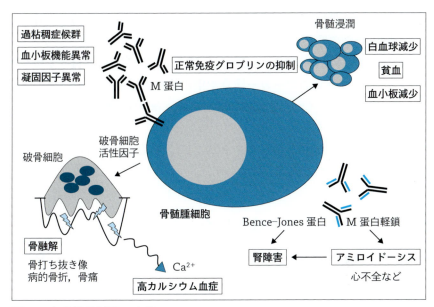

図1 ◆ 多発性骨髄腫の症状

- ことはよく経験します．
- 他にも，高カルシウム血症による意識障害で救急受診されるという場合もあります．
- ここに挙げたような症状に出くわしたとき，まず多発性骨髄腫を疑ってみることが非常に大切です（図1）．

◆どうやって診断するのか？

- まず，血清・尿の免疫電気泳動法，免疫固定法，血清遊離軽鎖（free light chain：FLC）などの検査によりM蛋白の存在の確認が必要です．
- M蛋白の存在が確認されたら，骨髄検査や腫瘍生検により形質細胞が腫瘍性に増えていないかの確認を行います．
- 骨髄中の形質細胞の比率が10％以上というのが，多発性骨髄腫の基準です．
- 多発性骨髄腫では骨が脆くなることが多いため，骨髄穿刺によって骨を

突き抜けたり骨折したりする危険があります．そのため，薄い胸骨ではなく腸骨からの穿刺が安全性の面で推奨されています．
- 骨髄検査では，スメアでほぼ診断は可能ですが，病気の性質や予後の評価のために細胞表面マーカー検査や染色体検査として G 分染法，蛍光 in situ ハイブリダイゼーション（fluorescence in situ hybridization：FISH）法などを行います．
- その他には，全身骨 X 線写真や MRI，CT，PET/CT を行い，骨病変や髄外腫瘍がないかの確認も必要です．

◆すぐに治療しなくてはいけないのか？

- M 蛋白がみつかったからと言って，全てに治療が必要というわけではありません．
- M 蛋白血症はあってもその量が少なく，臓器障害を伴わない状態を意義不明の単クローン性ガンマグロブリン血症（monoclonal gammopathy of undetermined significance：MGUS）と言います（表 1）．
- MGUS では治療は要しませんが，一部の症例で多発性骨髄腫や免疫グロブリンに関連したアミロイドーシスなどへ進展することが知られており，3～6 ヵ月ごとに経過観察を行う必要があります．
- 多発性骨髄腫の診断基準を満たしても，骨髄腫による臓器障害を伴わない状態をくすぶり型骨髄腫といいます（表 1）．

表 1 ◆ 多発性骨髄腫のタイプと特徴

	M 蛋白の量	骨髄の形質細胞の割合	特徴
意義不明の単クローン性ガンマグロブリン血症（MGUS）	3 g/dL 未満	10％未満	形質細胞の増殖に伴う臓器障害がない治療は行わない．症候性骨髄腫へ移行することがあるため，定期的に経過観察が必要．
くすぶり型骨髄腫（無症候性骨髄腫）	3 g/dL 以上	10％以上 60％未満	
多発性骨髄腫（症候性骨髄腫）	あり	あり	形質細胞の増殖に伴う臓器障害がある治療を行う．

以下のバイオマーカーを持つものも多発性骨髄腫に分類される
・骨髄の形質細胞の割合≥60％以上　・involved/uninvolved 血清 FLC 比≥100　・MRI で巣状病変>1

- くすぶり型骨髄腫の場合も現時点では治療の対象とはなりませんが，定期的に経過観察を行い，骨髄腫による臓器障害が出てきたときは治療を開始します．
- 最近では，MGUSであってもM蛋白に関連した腎障害（アミロイドーシスや単クローン性免疫グロブリン沈着症）がある場合などでは，形質細胞腫瘍を標的とした早期の治療介入が勧められており，治療をはじめるタイミングに対する考え方も変わってきています．
- その意味でも，M蛋白血症をみつけた場合は，なるべく血液専門医へ紹介されることをお勧めします．

◆どうやって治療するのか？

- 化学療法により腫瘍化した形質細胞の数を減らすことが，治療の基本となります．
- 同時に，多発性骨髄腫に伴ういろいろな症状に対する支持療法を行います．
- たとえば高カルシウム血症や腎障害に対する輸液療法や感染症に対する抗菌治療，骨折による痛みに対する疼痛緩和，骨病変に対してビスホスホネート製剤を使用するなどです．
- 私が医師になったころは，多発性骨髄腫に対する化学療法は限られたものしかなく，治療に難渋することがほとんどでした．
- 最近では，プロテアソーム阻害薬であるボルテゾミブや免疫調節薬であるサリドマイド，レナリドミドといった新規治療薬が使用できるようになり，わが国における治療成績も大きく改善しました（図2）[1,2]．
- 現在でも，抗体薬などの分子標的治療薬をはじめとした新たな治療薬が次々と開発され，わが国でも使用できるようになってきており，治療の幅はさらに広がっています．言い換えると，それらの薬剤をいかに使用するかが治療成功の重要なカギであり，より専門性が高まっているとも言えます．
- 多発性骨髄腫は治りにくい疾患ですが，うまく付き合っていくことで生活の質を保ちつつ，長生きすることができるようにもなってきています．

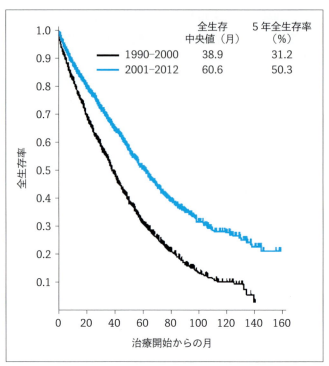

図2 ◆ わが国における多発性骨髄腫患者の全生存年次推移
［文献2より引用］

◆日常診療で注意すべきことは？

- 多発性骨髄腫では骨病変による痛みが最も多い症状です．
- 痛み止めとしてよく使われるロキソプロフェンをはじめとする非ステロイド抗炎症薬（NSAIDs）は腎障害を悪化させるため，使用はなるべく控えるべきです（多発性骨髄腫では潜在的に腎障害を合併していることが多いため）．個人的にはアセトアミノフェンやオピオイドを使用するようにしています．
- 同様の理由でCT撮影での造影剤の使用も原則禁忌です．
- 骨が非常に脆く，ちょっとしたことでも骨折してしまうことがあります．衝撃のかかる運動を避けたり，重い荷物や，背の高いところにある荷物を持ったりしないように指導しています．

- ベッドサイドで転倒しただけで大腿骨を骨折したという症例を経験したこともありますので，転ばないように気をつけることも重要です．
- 一般の人と比べて免疫力が非常に低下している患者さんが多く，感染症にかかると重症化することがよくあります．
- ヘルペスウイルス感染や帯状疱疹を発症しやすいので，皮膚に発疹などの異常がみられた場合は，できるだけ早めに受診するように指導しています．
- 多発性骨髄腫の患者さんをみる場合，風邪症状で受診しただけであっても肺炎になっていないかを確認するなど，慎重に対応するようにしています．

Take Home Message

- 多発性骨髄腫の診断のポイントは，
① CRAB症状を見逃さないこと
② 他にも多彩な症状があり，まず疑ってみること

文献

1) Kumar SK et al：Continued improvement in survival in multiple myeloma: changes in early mortality and outcomes in older patients. Leukemia 28：1122-1128, 2014
2) Ozaki S et al：Trends of survival in patients with multiple myeloma in Japan: a multicenter retrospective collaborative study of the Japanese Society of Myeloma. Blood Cancer J 5：e349, 2015

28 化学療法後に Hb 7.3 g/dL まで低下．赤血球輸血は必要？

◆結論から先に

- ヘモグロビン（Hb）値だけで輸血の適応を決定してはいけません．
- 貧血に伴う症状があれば輸血を開始して，自覚症状などから輸血の臨床的効果を評価しましょう．
- 血行動態が落ち着いていれば，急いで輸血する必要はありません．

◆赤血球輸血のトリガーは？―趨勢は「制限輸血」

- 想像力を働かせましょう．どんな疾患なのか？ バイタルサインは？ 貧血の経過は急性？ 慢性？ 化学療法前の Hb 値は？ どんなレジメンで何コース目？ 併存疾患（危険因子）は？ など．なお，本項での赤血球輸血（red blood cell transfusion：RBCT）は同種血輸血を示します．
- ここでは化学療法に伴う貧血（chemotherapy-induced anemia：CIA）を想定して話を進めます．再生不良性貧血（AA）など，CIA でない慢性貧血は除きます．
- 慢性貧血では，心拍出量と赤血球 2,3-DPG の増加，脳や心臓の血流を保つための血液再分配が起こり，Hb 減少による酸素運搬能の低下を代償します．それを越えると，組織への酸素供給が低下し，疲労，めまい，息切れなど自覚症状がみられ，臓器障害も生じます．
- 造血器腫瘍患者の CIA への RBCT 基準は各施設で決められていると思います．CIA は患者の QOL にも治療継続にも大きな障害です．貧血に伴う症状の急速な改善・全身状態の維持には輸血が唯一の対応法です．採血当日朝の Hb 値だけで RBCT の可否を決定していませんよね？
- 固形癌対象（悪性リンパ腫含む）の国内での調査研究[1]では，CIA への RBCT トリガーを Hb 7 g/dL 未満とする施設は 31.6％と最多で，決めて

- いない施設が 4 割ありました.
- 「赤血球補充の第一義的な目的は,末梢循環系へ十分な酸素を供給すること」で,血液疾患に伴う慢性貧血に対しては,「高度の貧血の場合には,一般に 1～2 単位/日の輸血量とする.慢性貧血の場合には Hb 値 7 g/dL が輸血を行う 1 つの目安とされているが,貧血の進行度,罹患期間等により必要量が異なり,一律に決めることは困難である」とされています[2].
- Hb 7 という RBCT トリガーは,非制限輸血(liberal transfusion)の有害性の報告から注目されました.それまでは心筋梗塞患者などでの貧血の重症度と死亡率の相関から,慣例的な 10/30 ルール [Hb 10,ヘマトクリット(Ht)30% 以上] による術前 RBCT が行われていました.
- 制限輸血(restrictive transfusion)での RBCT 開始基準は,おおむね Hb 7～8 です.
- その皮切りは 1999 年の TRICC(Transfusion Requirements in Critical Care Investigators)study[3] です.重症患者 838 例の多施設共同ランダム化比較試験(RCT)では,非制限輸血群(Hb トリガー 10)に比べて,制限輸血群(トリガー 7)は院内死亡率も 30 日後の死亡率も有意に低かったのです[3].これ以降,低い Hb トリガーと患者予後の研究が進みました.
- 制限輸血研究の対象は,急性冠症候群,心疾患を有する整形外科手術患者,急性消化管出血患者,心臓手術患者,ICU の入院小児患者に広がり,比較的急性の貧血患者への制限輸血は,非制限輸血と同等か,場合によっては有益性があることが示されました.
- コクランレビューによるメタ解析(RCT 19 報 6,264 例)では,制限輸血群で輸血必要度が 39% 減少し,院内死亡リスクも有意に減少しました[4].
- わが国の赤血球製剤 1 単位は全血 200 mL 由来ですが,欧米での赤血球製剤 1 単位は全血 450～500 mL 由来です.欧米で 1 回の RBCT を 2 単位から 1 単位に減らすことは,わが国で 4～5 単位から 2～2.5 単位に減らすことを意味します.
- 海外の RBCT ガイドラインでは,米国血液銀行協会(American Association of Blood Banks:AABB)[5]のものが代表的です.安定している入院患者への Hb トリガー 7～8 が強く勧奨されています.

- 1992～2016年9月までの19のガイドライン（表1）の出版年と推奨Hbトリガーを図1にまとめました．RBCTに関するRCTがなかったころは，経験的にHb 6がトリガーでした（経験則から，重篤な出血など

表1 ◆ RBCTガイドラインのまとめ

	施設	輸血の対象	トリガー	急性/慢性	発行年	リンクなど
1	American College of Physicians	一般	0	急	1992	Ann Intern Med 116：393-402, 1992
2	American Society of Anesthesiologists	外科手術患者	6	急	1996	Anesthesiology 84：732-747, 1996
3	Canadian Medical Association	一般	0	急	1997	CMAJ 156：S1-S24, 1997
4	Canadian Medical Association	一般	0	急	1998	J Emerg Med 16：129-131, 1998
5	College of American Pathologists	一般	6	急	1998	Arch Pathol Lab Med 122：130-138, 1998
6	British Committee for Standards in Haematology	一般	0	急・慢	2001	Br J Haematol 113：24-31, 2001
7	Australasian Society of Blood Transfusion	一般	7	急	2001	http://www.nhmrc.health.gov.au
8	American Society of Anesthesiologists	外科手術患者	0	急	2006	Anesthesiology 105：198-208, 2006
9	Society for Thoracic Surgeons	冠疾患患者	7	急	2007	Ann Thorac Surg 83 (suppl 5)：27-86, 2007
10	American College of Critical Care Medicine	重症患者	7	急	2009	J Trauma 67：1439-1442, 2009
11	Society for Thoracic Surgeons	冠疾患患者	8	急	2011	Ann Thorac Surg 91：944-982, 2011
12	Society for the Advancement of Blood Management	一般	8	急	2011	Transfus Med Rev 25：232-246, 2011
13	European Society of Cardiology	冠疾患患者	7	急	2011	Eur Heart J 32：2999-3054, 2011
14	National Blood Authority, Australia	一般	0	急・慢	2012	http://www.nba.gov.au/guidelines/review.html
15	AABB	一般	7-8	急・慢	2012	Ann Intern Med 157：49-58, 2012
16	Kidney Disease：Improving Global Outcomes	腎疾患患者	0	急・慢	2012	Kidney Int Suppl 2：311-316, 2012
17	National Cancer Center Network	がん患者	7	急・慢	2012	J Natl Compr Canc Netw 10：628-653, 2012
18	British Committee for Standards in Haematology	重症患者	7	急	2013	Br J Haematol 160：445-464, 2013
19	American College of Physicians	冠疾患患者	7	急	2013	Ann Intern Med 159：770-779, 2013

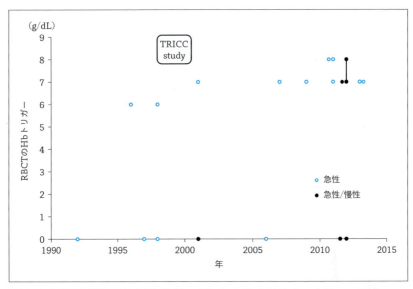

図1 ◆ RBCT推奨Hb値トリガー（表1のガイドラインよりn＝19）
注：① 2012の縦線は推奨範囲（Hb 7〜8 g/dL）を示します．
② 白丸は急性の経過での貧血患者を対象にしたもので，黒丸は急性も慢性も合わせた貧血患者を対象にしたものです．

での緊急値として示されていただけで，実際は高めのHbを目標にRBCTが行われていました）．TRICC study以降，Hb 7がスタンダードになったことがわかります．最近は心疾患などハイリスク患者を含めてHb 7〜8がトレンドです（トリガーの明示がないものもあります）．

- このように，エビデンスに基づいて輸血トリガーをより低くして，必要最小限の輸血量にすることが大事です．これは，患者予後の改善だけでなく，不必要な輸血の回避，医療コスト削減にもつながります．
- ここまでの話を当然に感じる方もいるでしょう．従来の非制限輸血は中程度の貧血でも「できるだけHbを上げたい」との考えで行われてきました．貧血回避のための「安全策」でしたが，患者予後を変えないばかりか，むしろ有害だと示されたのです．

◆造血器腫瘍患者のCIAに対する赤血球輸血の基準は？

- ようやく造血器腫瘍患者のCIAへのRBCTです．手術患者への10/30

ルールではないですが，造血器腫瘍患者へのRBCTもこれまではHb 9〜10と高めの目標で行われてきました．
- 表1に示した各ガイドライン（すべて海外）でも造血器腫瘍患者のCIAへのRBCTトリガーの明確な推奨はありません．わが国の「血液製剤の使用指針」もしかりです．したがってCIAへのRBCTトリガーは，そのほかの病態でのHbトリガーと各自の臨床経験から'推測されて'います．
- 日本血液学会の「造血器腫瘍診療ガイドライン」でもCIAに対するRBCTトリガーは触れられていません．
- 造血器腫瘍患者のRBCTに関する代表的な研究は，以下3つがあります．
- 最も知られているものは，Webertらによる造血幹細胞移植（HSCT）患者60例へのRBCTのパイロット試験です[6]．Hb 8の制限輸血群は，Hb 12の非制限輸血群と比べて輸血量は少なく，ドナー曝露数や出血イベントは差がありませんでした（HSCT患者へのRBCTトリガーとして初の研究）．
- 2つ目の研究では，スイスのBergerらがCIAのあるHSCT患者への輸血量を後ろ向きに比較しました．それまでは2単位RBCTがスタンダードでした（単位に注意です）．1単位群では2単位群より25％輸血量の削減が見られ，重篤な出血や患者生存には差がありませんでした．
- 3つ目の最近の研究では，白血病患者でHb 7 vs 8のRBCTトリガーを調べた単施設パイロット試験が報告され，出血イベント，疲労感，死亡率のいずれも差がありませんでした（今後大規模試験に移るはずです）．
- 血液疾患のCIAでも，制限輸血はよさそうというわけです．
- 米国血液学会（American Society of Hematology：ASH）のChoosing Wiselyキャンペーンを紹介します．AABBも同様の内容を推奨しています．

    Do not transfuse more than the minimum number of RBC units necessary to relieve symptoms of anemia or to return a patient to a safe hemoglobin range (7 to 8 g/dL in stable, non-cardiac, in-patients).

◆赤血球輸血のベネフィット・リスクを忘れずに

- 赤血球製剤投与の有益性と有害性を天秤にかけて輸血開始基準が検討さ

れてきました．リスクフリーの輸血はありえないので，輸血ではベネフィット・リスクを常に念頭に置く必要があります．
- RBCT は，術後合併症の増加や予後悪化に関連する独立した危険因子ですから，不必要な輸血は回避するべきです．
- ベネフィットは，急速な貧血の補正と貧血症状の改善です．(輸血量に見合った Hb 値の上昇も確認しましょう．)
- リスクは輸血感染症，発熱性非溶血性副作用をはじめ多岐にわたります．
- 輸血後移植片対宿主病（GVHD）予防のための放射線照射により，赤血球製剤上清中のカリウム値は保存に伴い上昇します（採血後 14 日の 2 単位製剤では総量 6 mEq）．腎不全患者，外傷，大量輸血等のハイリスク患者では注意が必要です（なるべく新しい製剤を選択し，洗浄赤血球やカリウム除去フィルターを使用するなど）．
- 頻回輸血に伴う不規則抗体の出現にも注意が必要です．このほかの輸血副作用は他書へ譲ります．

◆具体的にどうするか？

- CIA では，Hb 7 をトリガーに，必要最小量（1～2 単位）から輸血を開始して Hb 7～8 を目標にします．心不全症状，発熱，腎機能低下時は Hb 8 をトリガーに Hb 8～9 を維持するように輸血します．
- 貧血の進行度，罹患期間などで必要輸血量が異なり，個別の検討が必要です．

Take Home Message
- 血行動態が安定している Hb＞7 の患者には赤血球輸血は行いません．
- Hb 値だけに頼らず，貧血症状の有無もみて判断すべきです．
- 少子高齢化で血液製剤の需給バランスが崩れ，コンスタントに同種血輸血が必要な高齢者が増えるため，血液製剤の有効活用を目指す必要があります．
- これまで国内の輸血関連の大規模比較試験がないこと（どの疾患でも！）から，わが国での RBCT の Hb トリガーを示す RCT が望まれます．

> **コラム** －輸血関連の RCT の難しさ－
> - 実は，血小板製剤への白血球除去と放射線照射が血小板不応に与える影響をみた TRAP study は AML 患者（530 例！）が対象でした．造血器腫瘍の症例数では，大規模試験ができないわけではありません．輸血トリガーの臨床試験では，必要量よりも多くもしくは少なく輸血される患者が出ること（practice misalignment と言います）が RCT を組む難しさになります．
> - わが国で輸血関連 RCT をするには，倫理的ハードルの高さも関係するでしょう．
> - RBCT トリガーが，各 RCT で違うことも課題です．動物実験みたいにタイトレーションをするわけにもいかないから，なお難しいですね．

文献

1) 田中朝志ほか：がん化学療法に伴う貧血に関する実態調査報告．日輸血細胞治療会誌 59：48-57，2013
2) 厚生労働省：「輸血療法の実施に関する指針」及び「血液製剤の使用指針」（改定版）．(http://www.mhlw.go.jp/new-info/kobetu/iyaku/kenketsugo/5tekisei3b01.html)［参照 2017・9・20］
3) Hébert PC：A multicenter, randomized, controlled clinical trial of transfusion requirements in critical care. Transfusion Requirements in Critical Care Investigators, Canadian Critical Care Trials Group. N Engl J Med 340：409-417, 1999
4) Carson JL：Transfusion thresholds and other strategies for guiding allogeneic red blood cell transfusion. Cochrane Database of Systematic Reviews 2012, Issue5. Art. No.：CD002042. doi：10.1002/14651858
5) Carson JL：Red blood cell transfusion：a clinical practice guideline from the AABB*. Ann Intern Med 157：49-58, 2012
6) Webert KE et al：A multicenter pilot-randomized controlled trial of the feasibility of an augmented red blood cell transfusion strategy for patients treated with induction chemotherapy for acute leukemia or stem cell transplantation. Transfusion 48：81-91, 2008

29 白血球（顆粒球）は輸血しても意味がないの？

◆結論から先に

- 顆粒球輸血は，広域スペクトルの抗菌薬，抗真菌薬を使っても感染症が進行してしまい，かつここを乗り切れば好中球が増えてくることが見込まれるときに考えます．
- 感染症が証明されているときに行われます．つまり，発熱の原因が不明な場合は行いません．
- 現在，日本では顆粒球ドナーに対するG-CSF製剤投与は認められていないので，各施設で倫理審査を受ける必要があります．

◆どんな患者さんに顆粒球輸血を考慮すべきか？

- 言うまでもなく，好中球は細菌や真菌など，感染に対する防御反応の主役です．顆粒球輸血では好中球減少時の難治性感染症を治療するために行います[1]．
- 原因菌が証明されていることが前提で，発熱の原因が不明な場合は施行すべきでないとされています．感染症の種類としては，敗血症，蜂窩織炎，肺炎，中枢神経感染症などになります．
- 自力での造血回復が見込まれることが，重要な適応条件の1つです．
- RING study（コラム参照）など，これまでに行われた臨床研究では，顆粒球輸血の対象者は好中球数 $500/\mu L$ 未満が基準になっています[1,2]．しかし近年，使用できる抗菌薬や抗真菌薬も増え，発熱性好中球減少症（FN）と言う概念も確立しました．このため，好中球がそれなりに存在する，例えば $500/\mu L$ 近くあるような患者さんでは，顆粒球輸血のおかげで rescue できた，という印象は乏しいです．
- むしろ，自験例では造血幹細胞移植（HSCT）後，好中球がほぼゼロの

ときに蜂窩織炎になってしまったけれども，1週間顆粒球輸血で粘ったら助かった，ということもあります．このため，ほぼ無顆粒球状態のような患者さんにベネフィットがあるのかもしれません．今後，好中球数がより少ない症例を対象とした研究が望まれると思います．

◆誰が顆粒球輸血のドナーになるのか？

- わが国における顆粒球ドナーは，患者さんの血縁者に限られています．一方，海外では非血縁ドナーからの顆粒球採取は一般的です[1]．わが国でも非血縁ドナーからの末梢血幹細胞採取が認められたことから，将来的には非血縁ドナーからの顆粒球採取も検討すべき課題となるかもしれません．
- ドナーの適格性は，一般的には同種末梢血幹細胞ドナーの基準に準じ，各施設で倫理委員会に承認を受けた上で行われていますが，定まったものはありません．
- ABO型は原則として一致の製剤を用いますが，やむを得ない場合はABOマイナーミスマッチドナーから採取後，血漿除去を行う場合もあります．

◆具体的にどうするか？

- 顆粒球輸血は造血回復が期待できる患者さんに行いますので，造血回復までの期間に集中的に，可能なら連日施行するようにします．
- 顆粒球輸血では自前のドナーが必要です．バッグ法またはアフェレーシス法で採取します[3,4]．
- 顆粒球製剤は採取後なるべく速やかに輸血しますが，やむを得ず保存する場合，室温で静置し，24時間以内に使用することが推奨されています．
- 製剤に対しては，輸血後移植片対宿主病（GVHD）予防の目的で必ず放射線照射を行い，通常の輸血フィルターを用いて輸注します．当然ですが，白血球除去フィルターを用いてはいけません．
- 臨床的な効果を示す輸血顆粒球数については，まだ定まった見解はあり

ません．メタ解析で 1.0×10^{10} 個（成人体重 70 kg で換算して，1.4×10^8 個/kg に相当）以上の顆粒球輸血を受けた群の生存率改善が示されたとの報告もあります．効果を発揮するための顆粒球数の閾値は 2.0×10^8 個/kg（レシピエント体重当たり）程度であると考えられています．
- 顆粒球輸血 1 時間後のレシピエント末梢血好中球数が，好中球増加の指標となります．レシピエント体重 kg 当たり 3.0×10^8 個の顆粒球が輸血されると $500/\mu L$ 程度の増加が見込まれますが，輸血顆粒球数と輸血後好中球数は必ずしも相関しません．好中球増加が認められなくとも臨床効果が得られることもあるので，過量の顆粒球数を輸血することは不必要です．
- 臨床効果は，局所所見や全身状態の改善，解熱，CRP 低下，細菌学的検査所見の改善，画像所見の改善など，一般的な指標で判断します．

◆顆粒球を輸血するときの注意点

- 受血者に対する前処置として抗ヒスタミン薬および副腎皮質ステロイド（ヒドロコルチゾン 5 mg/kg）の前投与を行います．輸血は緩徐に行います．
- 輸血関連急性肺障害（transfusion-related acute lung injury：TRALI）の早期発見のために呼吸数，心拍数，SpO_2 を観察します．
- アムホテリシン B を使用中の患者では，重篤な肺障害を引き起した症例が報告されています．因果関係を疑問視する報告[1]もあり，現在日常使用されているリポゾーム化製剤（アムビゾーム®）と顆粒球輸血の相互作用もよくわかりません．しかし，これらをあえて同時に投与する必然性もありませんので，アムビゾーム®投与 12 時間後以降に顆粒球輸血を行います．
- 自己造血回復（好中球数 $\geq 500/\mu L$），感染症のコントロールが可能と判断される場合，効果が認められない場合，副作用（表 1)[4] が出現した場合などには，顆粒球輸血を中止します．

表1 ◆顆粒球輸血の副作用

・アレルギー反応およびアナフィラキシー
・発熱，悪寒
・肺障害
・免疫感作
・ウイルス感染症（B型肝炎，C型肝炎，CMV，その他ウイルス感染）

［文献4より引用］

◆赤血球や血小板輸血と顆粒球輸血はどう違うのか？

- 顆粒球輸血は保険適用がありません．また，顆粒球輸血は製剤が供給されていないため，ドナーを自前で得る必要があります．ドナーに副作用が発現した際の救済措置も整備されていません．各施設で倫理委員会を通してから投与する必要があります．
- 採取後，速やかに輸注する必要があり，製剤の期限がきわめて短いです．
- ドナーのところに記載したとおり，ABO型一致が望ましいですが，マイナーミスマッチは血漿除去により許容される場合もあります．また，顆粒球輸血に赤血球が少量混じるものの，濃厚赤血球製剤よりは抗原量がずっと少ないと言えます．このため，不規則抗体陽性の患者さんに対しても標的抗原陽性のドナーから準緊急的に輸注したという報告もあります[3]．
- 治療効果の判定は，赤血球や血小板製剤では数値の上昇が重要ですが，顆粒球輸血では臨床的効果の方が大切だと思います．
- アレルギー予防にステロイド投与が必須です．呼吸障害は5％程度と高頻度とされます．放射線照射により輸血後GVHDを予防する点は，他の製剤と同じです．

Take Home Message

- 顆粒球輸血は一般施設では難しい面がありますが，極めて有効な例もあり，今後検討の余地はあると思います．
- ただし，基礎，臨床の両面ともに不明な点も多く，エビデンスに基づく適正な顆粒球輸血の運用に向けて，多くの課題が残されています．

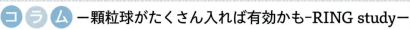

- G-CSF 製剤が臨床応用され，大量の顆粒球を輸血できるようになってから，20 年以上を経て，はじめて行われた多施設によるランダム化比較試験（RCT）が RING（Resolving Infection in Neutropenia with Granulocytes）study でした[2]．

- RING study のドナーはボランティア，友人（おそらく日本では難しい），親戚などで，G-CSF 製剤 480 μg と 8 mg のデキサメタゾンを投与され，アフェレーシスで顆粒球を採取されています．

- 対象は好中球 500/μL 未満の患者でした．顆粒球輸注群とコントロール群における治療成功率（42 日目の生存と感染症の改善の有無）を比べたところ，全く差がありませんでした（42％対 43％）．

- ただし二次解析で，$0.6×10^9$ 個/kg 以上と大量の顆粒球を輸注できた群（n＝43）では，$0.6×10^9$ 個/kg 未満の少量を輸注された群（n=15）よりも治療成功率が良好（59％対 15％，$P<0.01$）でした．コントロール群の成功率は 37％と大量輸注群と少量輸注群の中間でしたが，大量輸注群とも少量輸注群とも差がありませんでした．

- このことから，顆粒球輸血は大量に入るとよいかもしれない，と言えます．また中途半端な量が入るとかえってよくない可能性もありますが，少量輸注群の例数が少ないのでなんとも言えません．

- 個人的には，抗菌薬や抗真菌薬の進歩した現在においては，好中球数 500/μL 未満，という参加基準が高すぎるのではないか，と思っています．実際，RING study ではコントロール群での治療成功率が，予想よりも高かったようです．

- さらなる RCT が必要と結論づけられているのですが，RING study でも目標症例数（n=118）は遠く達成されておらず，実現は難しいかもしれません．

■ 文献

1) Marfin AA et al：Granulocyte transfusion therapy. J Intensive Care Med 30：79-88, 2015
2) Price TH et al：Efficacy of transfusion with granulocytes from G-CSF/dexamethasone-treated donors in neutropenic patients with infection. Blood 126：2153-2161, 2015
3) 髙野希美ほか：抗JK^aを保有する重症感染症患者へのJK^a不適合赤血球を含有する顆粒球輸血．日輸血細胞治療会誌 62：610-614, 2016
4) 池田和彦ほか：Ⅶ-1-4 顆粒球輸血療法と顆粒球．細胞治療認定管理師テキスト，長村登紀子ほか（編），日本輸血・細胞移植学会，東京，pp.119-123, 2016

30 赤血球輸血直後に低酸素血症発症，鑑別はどうする？

◆結論から先に

- 赤血球輸血直後に低酸素血症が発症した場合には，輸血関連急性肺障害（TRALI）と輸血関連循環過負荷（TACO）の鑑別が必要です．
- 輸血による肺毛細血管内皮細胞障害に伴う非心原性肺水腫であるTRALI報告例は，抗白血球抗体の保有率が低い男性由来血漿を優先的に使用することで減少しました．
- 一方，輸血に伴う循環過負荷による心原性肺水腫であるTACOは，TRALIとの鑑別において重要であり，近年，輸血に関連した死亡原因の1つとして注目されています．
- TACOの予防法としては，輸血前の患者の心・腎機能の評価を正しく行い，総輸血量と時間当たりの輸液バランスを考慮することが重要です．

◆赤血球輸血直後に呼吸器症状が起きたらなにを考えるか？

- まずは，輸血を中止して自他覚症状と輸血バッグを確認し，必要な検査を行います．次に，原疾患に関連する呼吸器症状の増悪ではないことを確認した後で，表1に示す次の5つの原因を鑑別します[1]．

①アナフィラキシー（重症アレルギー反応）
②細菌感染症（敗血症性ショック）
③急性溶血性反応（ABO/Rh血液型不適合輸血による）
④輸血関連急性肺障害（transfusion-associated acute lung injury：TRALI）
⑤輸血関連循環過負荷（transfusion-associated circulatory overload：TACO）

表1 ◆輸血に伴う有害反応の診断項目表

項目	アレルギー反応（重症）	輸血関連急性肺障害（TRALI）	輸血関連循環過負荷（TACO）	急性溶血性反応	遅発性溶血性反応	細菌感染症
発熱		●		▲	▲	●
悪寒・戦慄				▲		▲
熱感・ほてり						
掻痒感・かゆみ	▲					
発赤・顔面紅潮	▲					
発疹・蕁麻疹	▲					
呼吸困難	▲	●	▲			
嘔気・嘔吐						
胸痛・腹痛・腰背部痛						
頭痛・頭重感						
血圧低下	●	▲				
血圧上昇			▲			
動悸・頻脈			▲			
血管痛						
意識障害	▲					
赤褐色尿（血色素尿）				▲		
輸血開始後発症時間	4時間以内	6時間以内	6時間以内（まれに12時間以内）	24時間以内	1～28日以内	4時間以内
検査項目	トリプターゼ・ヒスタミン高値	抗白血球抗体（陽性）	BNP, NT-proBNP高値	溶血所見	溶血所見	血液培養（陽性）

● 重要項目　　▲ 随伴項目

［文献1より許諾を得て転載］

- アナフィラキシーの一部分症状として気道狭窄による低酸素血症では，発疹・蕁麻疹などのアレルギー症状や，血圧低下など全身症状を伴うことが多いので鑑別は比較的容易です．また，血液製剤の細菌汚染に伴う細菌感染症では悪寒・発熱，血圧低下など敗血症の症状がみられますので診断可能です．
- 急性溶血性反応は，いわゆる"輸血過誤"によるもので，局所の血管痛や胸痛・背部痛がみられ，赤褐色尿（血色素尿）など溶血を示す所見を伴います．呼吸器症状を呈することがありますが，輸血検査や輸血実施が正しく行われたかを確認する必要があります．
- 前述の①～③を否定した後，TRALIとTACOの鑑別を行います．

◆ TRALI とはどのような病態か？

- TRALI は，製剤中に含まれる抗白血球抗体—抗 HLA 抗体，抗 HNA（human neutrophil antigen）抗体など経産婦に多くみられる抗体と，患者の白血球や肺毛細血管内皮細胞との抗原抗体反応により好中球が活性化され，肺毛細血管内皮細胞の障害による透過性亢進に伴う非心原性肺水腫です．また，製剤中の活性脂質（lysophosphatidylcholine：LysoPC）などの生理活性物質や，患者側の素因（敗血症，肝障害，アルコール中毒など）も TRALI 発症に関与するという報告もあります．TRALI の診断基準を表 2 に示します．
- 治療法として特異的なものはありません．輸血中に急激な呼吸障害が発症した場合には，直ちに輸血を中止して，点滴ラインを確保し呼吸管理を行います．

表 2 ◆ TRALI と TACO の診断基準

	TRALI	TACO
診断基準	■ TRALI Consensus Conference（Toronto, 2004 年）の診断基準[1] ① ALI（急性の肺障害） 　ⅰ．急激に発症 　ⅱ．低酸素血症 　　$PaO_2/FiO_2 \leq 300$ mmHg 　　または $SpO_2 < 90\%$（room air） 　　その他の低酸素血症の臨床症状 　ⅲ．胸部 X 線上両側肺野の浸潤影 　ⅳ．左房圧上昇（循環過負荷）の証拠がない ②輸血以前に ALI がない ③輸血中もしくは輸血後 6 時間以内に発症 ④時間的に関係のある ALI の他の危険因子*がない ＊ALI の危険因子 ・直接的肺障害 　誤嚥，肺炎，有害物吸引，肺挫傷，溺水 ・間接的肺障害 　重症敗血症，ショック，多発性外傷，熱傷，急性膵炎，心肺バイパス，薬物過剰投与など	■次の 5 項目で特徴付けられる（ISBT Working Party の暫定的診断基準）[2] 　①急性呼吸不全 　②頻脈 　③血圧上昇 　④胸部 X 線上の急性肺水腫または肺水腫の悪化 　⑤輸血・輸液の負荷の証明のうち 4 項目を満たす 　　＊BNP（脳性 Na 利尿ペプチド）上昇は TACO の診断の補助になる ・治療はうっ血性心不全に準じ，利尿薬などを使用する ・必要時には人工呼吸器管理や ECMO* 管理を行う ＊ ECMO の適応 ・重症呼吸不全で人工呼吸管理だけでは反応がなく，生命維持困難である場合 ・VV-ECMO（呼吸補助のみを行う静脈脱血-静脈送血タイプ）と VA-ECMO（呼吸補助に加えて心補助が行える静脈脱血-動脈送血タイプ）がある

[1] Kleinman S et al：Transfusion 44：1774-1789, 2004
[2] ISBT Working Party on Haemovigilance：Transfusion-associated circulatory overload (TACO) Draft revised reporting criteria
（http://www.isbtweb.org）

①呼吸管理
- 酸素療法を行いますが，多くの場合，人工呼吸器管理が必要になります．しかし，呼吸管理が適切に行われれば，ほとんどのケースは96時間以内に回復しています．

②薬物治療
1）副腎皮質ホルモン剤は，血管透過性亢進の改善を主な目的として投与されることが多いですが，効果があるというエビデンスはありません．
2）昇圧薬は，重篤なケースで血圧低下を起こしている場合に用います．
3）循環血漿量は，むしろ減少しているために利尿薬は有害であり，使用しない方がよいとされています．

- 予防法として，保存前白血球除去操作と抗白血球抗体保有率の低い男性由来血漿製剤を優先的に使用することによって，TRALI 発症および死亡報告件数は減少しました．これは世界各国で実施され，その有効性が証明されています[2]．現在，わが国では，400 mL 全血由来のFFP240製剤はほぼ100％男性由来になっています．

◆ TACO とはどのような病態か？

- 一方，TACO は患者の心・腎機能などに対して，輸血による循環過負荷または過剰な速度負荷による心原性肺水腫に伴う呼吸困難（低酸素血症）です．TACO の診断基準を表2に示します．ヒト脳性ナトリウム利尿ペプチド（brain natriuretic peptide：BNP）上昇は TACO の診断の補助になります．
- TACO の危険因子としては，次のような項目が挙げられます．

①心機能障害（抗がん剤による心毒性，慢性貧血，心不全の既往，特に拡張性心不全など）
②腎機能障害（慢性腎不全など）
③低アルブミン血症
④輸血前からの循環過負荷（血液製剤の本数，時間当たりの輸液バランス）
⑤高齢者（特に70歳以上）
⑥低体重患者

- 治療法としては，輸血を中止し，重症度に応じ，酸素や利尿薬の投与など，心不全の治療に準じた処置を行います．重症呼吸不全や心不全患者の呼吸・循環維持を目的とした場合は，ECMO（extracorporeal membrane oxygenation）の適応となることがあります．
- TACO の予防法としては，輸血前の患者の心・腎機能の評価を正しく行い，輸血量と時間当たりの輸液バランスを考慮することがなによりも重要です．輸血は 1 単位ずつ行い，指針に準じて輸血速度を調整し，利尿薬投与を検討します．輸血後の患者観察を十分行い，異常があればすぐに対応できる体制作りが必要です．

◆ TRALI と TACO の鑑別法は？

- 輸血直後（主に 6 時間以内）の急性呼吸障害として TRALI と TACO は類似しており，時としてその鑑別は容易ではありません．表 3[3)]に TRALI と TACO の主な鑑別点と胸部 X 線上の違い（図 1）[4)] を示していますが，両方の病態が混在することもあります．鑑別するのに必要な情報として，SpO_2，胸部 X 線（可能であれば胸部 CT 検査），心臓超音波検査を行い，循環器専門医へのコンサルトも行いましょう．なお，BNP 測定や製剤内および患者自身の抗白血球抗体検査は鑑別診断の補助になります．

表 3 ◆ TRALI と TACO の鑑別診断

	TRALI	TACO
体温	発熱（＋／−）	変化なし
血圧	低下	上昇
呼吸器症状	急性呼吸障害	急性呼吸障害
頸静脈	不変	怒張（＋／−）
胸部 X 線	両側肺浸潤影	両側肺浸潤影
左室駆出率	正常又は低下	低下
PAWP	≤18 mmHg	>18 mmHg
肺胞浸出液	浸出液	漏出液
In−Out バランス	不定	In＞Out
利尿薬への反応	ほとんどなし	あり
白血球数	一過性の減少	不変
BNP	<200 pg/mL	>1,200 pg/mL

［文献 3 より許諾を得て転載］

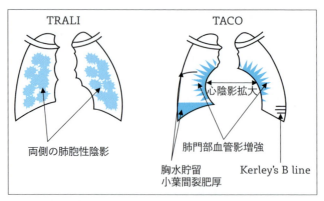

図1 ◆ 典型的な TRALI と TACO の X 線像のシェーマ
［文献4より許諾を得て転載］

◆ TACO の報告件数が増加してきたのはなぜか？

- TACO は輸血に伴う心不全による呼吸障害であるために，その原因として輸血前の患者の評価を正確に行わず，また総輸血量や時間当たりの輸血速度が不適切なために発症することがあるため，輸血過誤とみなされる可能性があり，今までは報告されにくかったと思われます．
- TRALI 疑いで報告された呼吸不全の患者の中に，TACO が含まれることがあり TACO の報告例が増加してきました．
- 米国の輸血に関する統計では，いまだに輸血による死亡原因の第1位は TRALI で，第2位は TACO です．

Take Home Message

- 赤血球輸血直後に低酸素血症が発症したときは，アナフィラキシーや敗血症，溶血反応を否定できたら，以下のように TRALI と TACO の鑑別を行います．
① 非心原性肺水腫であれば TRALI を考えましょう．製剤中もしくは患者自身が抗白血球抗体を有することがあります．多くは人工呼吸器管理が必要となりますが，96時間以内に離脱でき予後は比較的良好です．
② 心不全に伴う肺水腫を認め，輸血過剰があれば TACO を考えましょう．

BNPなどの上昇があり，心不全に準じた治療が必要です．予後は患者の心肺機能障害の程度によりますが，重症例は死亡例もあります．
③輸血後の呼吸困難はまれな有害反応ですが，患者予後に影響するため，発症時には必要な情報を取得して正しく診断し，適切な処置を行ってください．そのためにも日頃から輸血後の患者観察を行い，早期に異常に気づくように心がけましょう．

文献

1) 輸血副反応ガイド．The practical guide for management of transfusion reactions, 日本輸血・細胞治療学会（編），日本輸血・細胞治療学会，東京，2014
2) Schmickl CN et al：Male-predominant plasma transfusion strategy for preventing transfusion-related acute lung injury：a systematic review. Crit Care Med 43：205-225, 2015
3) 岡崎　仁：TRALI/TACOの病態と診断．日輸血細胞治療会誌 59：21-29, 2013
4) 岡崎　仁：疾患の病因と病態 TRALI TACOの病態と診断．Annual Review 呼吸器 2016, 永井厚志ほか（編），中外医学社，東京，pp.80-85, 2016

索 引

【欧 文】

4T's scoring 74

A

abnormal lymphocyte 127
acquired immunodeficiency syndrome（AIDS） 13
activated partial thromboplastin time（APTT） 23, 77, 85, 90, 103, 113
── クロスミキシング試験 87, 91
acute lymphoblastic leukemia（ALL） 54
acute myelogenous leukemia（AML） 53, 180
acute promyelocytic leukemia（APL） 54, 107, 120
AML with myelodysplasia-related changes（AML-MRC） 54
antiphospholipid syndrome（APS） 92, 95
antithrombin（AT） 95, 103, 111
── 濃縮製剤 107
aplastic anemia（AA） 119, 126, 139, 174
α_2PI 109
aquired von Willebrand syndrome（AVWS） 83, 91
atypical lymphocyte 127
autoimmune myelofibrosis（AIMF） 122
A群溶連菌感染症 139

B

bcr-abl FISH 検査 22
BCR/ABL 遺伝子 54
β-D-グルカン 48, 162

C

Chediak-Higashi 症候群 47
chemotherapy-induced anemia（CIA） 174
chronic eosinophilic leukemia（CEL） 58
chronic myelogenous leukemia（CML） 19, 55, 126
Clinical TLS 148
Coombs 試験 4, 12, 82
CRAB 症状 168

D

damage-associated molecular patterns（DAMPs） 111
D-dimer 67, 77, 85, 90, 103, 113
deep-vein thorombosis（DVT） 71, 95, 106
de-escalation 155
diffuse large B cell lymphoma（DLBCL） 134, 143
D-index 48
direct oral anticoagulant（DOAC） 86, 98
disseminated intravascular coagulation（DIC） 51, 64, 70, 77, 85, 90, 103, 111, 120
── 診断基準 67, 108, 115

線溶亢進型── 　86, 105, 115
── の病型分類　108

EBNA　131, 136
EB ウイルス　129, 131, 136
── 核内抗原　137
enzyme-linked immunosorbent assay（ELISA）　75, 137

febrile neutropenia（FN）　48, 117, 155, 164, 181
fibrin/fibrinogen degradation products（FDP）　67, 85, 90, 105, 113, 121, 134
FIP1L1-PDGFRA（F-P）キメラ遺伝子　57
free light chain（FLC）　169

G-CSF 製剤　47, 80, 121, 125, 181
graft-versus-host disease（GVHD）　162, 179, 182

hairy cell leukemia（HCL）　120, 132
Hb トリガー　175
Helicobacter（*H.*）*pylori*　65, 79
hematopoietic stem cell transplantation（HSCT）　54, 61, 156, 162, 178, 181
hemolytic-uremic syndrome（HUS）　64
hemophagocytic syndrome（HPS）　120, 139
heparin-induced thrombocytopenia（HIT）　70, 79
── 検査　75
── 抗体　71, 79
Heyde 症候群　85
high mobility group box-1（HMGB-1）　114
human immunodeficiency virus（HIV）　69, 123, 136

idiopathic hypereosinophilic syndrome（idiopathic HES）　58
idiopathic thrombocytopenic purpura（ITP）　13, 54, 63, 70, 77
indirect immunofluorescence assay（IFA）　137
IPF％　121

JAK2 変異　19

Laboratory TLS　148
Lipopolysaccharide（LPS）　111
lymphocytic variant of HES（L-HES）　60

McIsaac スコア　139
mean corpuscular volume（MCV）　1, 8, 21, 40
monoclonal gammopathy of undetermined significance（MGUS）　170

M 蛋白　*86, 168*

neutropenic enterocolitis(NEC)　*158*

O

one-carbon metabolism　*42*

P

paroxysmal nocturnal hemoglobinuria
 （PNH）　*2, 119*
 ——型血球　*121*
pathogen-associated molecular patterns
 （PAMPs）　*111*
PhALL　*54*
PIVKA-Ⅱ　*87*
plasminogen activator inhibitor-1
 （PAI-1）　*111*
protein C（PC）　*95*
protein S（PS）　*95*
prothrombin time（PT）　*67, 77, 85, 90, 103, 113*
pulmonary embolism（PE）　*71, 95*

R

red blood cell transfusion（RBCT）　*174*
 ——トリガー　*175*

S

SF　*103, 114*
Southern blot 法　*133*
systemic lupus erythematosus（SLE）　*2, 13, 47, 79, 122*
systemic mastocytosis(SM)　*60*

T

TAT　*86, 103, 114*
thrombotic thrombocytopenic purpura
 （TTP）　*64, 77, 90, 139*
TM　*111*
transfusion-associated circulatory overload
 （TACO）　*187*
transfusion-related acute lung injury
 （TRALI）　*183, 187*
tumor lysis syndrome(TLS)　*148*
T 細胞リンパ腫　*143*

VCA-IgG　*131, 136*
VCA-IgM　*131, 136*
venous thromboembolism（VTE）　*71, 96*
von Willebrand 病（VWD）　*83, 91*

【和　文】

アスペルギルス抗原　*48, 162*
アミロイドーシス　*87, 170*
アモキシシリン　*136, 166*
アルコール　*39, 189*
アルブミン　*108, 166, 190*
アンチトロンビン　*95, 103, 111*
アンピシリン　*136*

197

い

意義不明の単クローン性ガンマグロブリン血症　170
異型リンパ球　123, 136
異常リンパ球　123
移植片対宿主病　162, 179, 182
イマチニブ　57

う

ウイルスカプシド抗原　137

お

横断性脊髄炎　140

か

化学療法に伴う貧血　174
活性化部分トロンボプラスチン時間　23, 77, 85, 90, 103, 113
可溶性IL-2レセプター　132, 144
可溶性フィブリン　103, 114
顆粒球コロニー刺激因子（G-CSF）製剤　47, 80, 121, 125, 181
顆粒球輸血　181
カルバマゼピン　46, 139
カンジダ　156, 162
癌性リンパ節症　129
間接蛍光抗体法　137
ガンマグロブリン血症　170
顔面神経麻痺　140
乾酪性肉芽腫　134
寒冷凝集素症　14

き

菊池・藤本病　130
偽性血小板減少症　63, 70, 77
急性HIV感染症　136
急性骨髄性白血病　53, 180
急性前骨髄球性白血病　54, 107, 120
急性白血病　40, 51, 67, 104, 121, 151, 156, 162
急性リンパ性白血病　54, 151
巨赤芽球性貧血　1, 12, 33, 39, 46, 118
ギラン・バレー症候群　140

く

くすぶり型骨髄腫　170
クロスマッチ検査　15

け

結核性リンパ節炎　129
血球貪食症候群　120, 139
血漿トロンボポエチン高値　121
血小板機能異常症　84
血小板減少症　63, 70, 77, 79, 90, 139
血小板数　8, 22, 63, 70, 77, 83, 90, 103
血清エリスロポエチン　25
血清フェリチン　26
血清遊離軽鎖　169
血清葉酸値　41
血栓性血小板減少性紫斑病　64, 77, 90, 139
血友病A　83, 89
血友病B　83

抗グロブリン試験　14
抗好中球抗体　47
抗第Ⅷ因子抗体価　92
好中球減少症　45, 47, 83, 117, 123, 155, 164, 181
好中球減少性大腸炎　158
好中球増多症　60
後天性 von Willebrand 症候群　83, 91
後天性血友病 A　83, 89
後天性第Ⅴ因子インヒビター　88
後天性免疫不全症候群　13
抗白血球抗体　189
抗リン脂質抗体症候群　92, 95
骨髄異形成症関連の変化を伴う急性骨髄性白血病　54
骨髄異形成症候群　11, 14, 22, 40, 65, 78, 90, 120, 156
骨髄移植　14
骨髄腫　85, 168

再生不良性貧血　119, 126, 139, 174
サイトメガロウイルス感染症　136

自己抗体　13
自己免疫性出血病ⅩⅢ　86
視神経炎　140
周期性好中球減少症　47
腫瘍崩壊症候群　148
上気道閉塞　140
小球性貧血　2, 8, 26
常習飲酒家　39

小脳炎　140
静脈血栓塞栓症　71, 96
心原性肺水腫　187
深在性真菌症　155, 162
侵襲性アスペルギルス症　162
真性赤血球増多症　19
深部静脈血栓症　71, 95, 106

髄膜炎　140

正球性貧血　3, 10
赤血球増多症　19
赤血球輸血　174
染色体検査　58, 129, 170
全身性エリテマトーデス　2, 13, 47, 79, 122
全身性肥満細胞症　60
センタースコア　139
先天性血栓性素因　95
線溶系抑制　112
線溶亢進型 DIC　86, 106, 115

造血幹細胞移植　54, 61, 156, 162, 178, 181
総鉄投与量　30

第ⅩⅢ因子欠乏症　86
大球性貧血　3
大酒家　39

大腸炎　158
大動脈瘤　107
ダサチニブ　54
多発性骨髄腫　85, 168
ダメージ関連分子パターン　111

遅延性溶血性輸血副作用　16
直接経口抗凝固薬　86, 98
チロシンキナーゼ阻害薬　54, 57

摘脾　16
鉄欠乏性貧血　3, 9, 26
鉄投与量　30
（鉄の）静注療法　30
（鉄の）内服補充療法　26
伝染性単核球症　69, 127, 129, 136

トキソプラズマ感染症　136
特発性血小板減少性紫斑病　13, 54, 63, 70, 77
特発性好酸球増多症候群　58
トロンビン・アンチトロンビン複合体　86, 103, 114
トロンボポエチン受容体作動薬　65, 79
トロンボモデュリン　111

は

バーキットリンパ腫　143
肺血栓塞栓症　71, 95
肺水腫水　187

肺塞栓　106
バイパス止血治療薬　93
播種性血管内凝固症候群　51, 64, 70, 77, 85, 90, 103, 111, 120
　――診断基準　67, 108, 115
　線溶亢進型――　86, 106, 115
　――の病型分類　108
白血球分画　123
発熱性好中球減少症　48, 117, 155, 164, 181
汎血球減少症　117

非心原性肺水腫　187
ビタミン B_{12}　33
ビタミン K 欠乏症　87, 103
ヒドロキシカルバミド　53
脾破裂　140
びまん性大細胞型 B 細胞リンパ腫　134, 143
病原体関連分子パターン　111
病的骨折　168
貧血
　化学療法に伴う――　174
　鉄欠乏性――　3, 9, 26
　正球性――　3, 10
　巨赤芽球性――　1, 12, 33, 39, 46, 118
　小球性――　2, 8, 26
　溶血性――　3, 12, 66, 120, 139
　老人性――　8

フィブリノゲン　85, 103, 114
フィブリン・フィブリノゲン分解産物　67, 85, 90, 105, 113, 121, 134

フェニトイン　139
フェリチン　3, 9, 26, 43, 120
不規則抗体　14
副腎皮質ステロイド　16, 78
プラスミノゲンアクチベータインヒビター　111
プラスミン・α_2プラスミンインヒビター複合体　103
フローサイトメトリー　76, 125, 133
プロテインC　74, 95
プロテインS　95
プロトロンビン時間　67, 77, 85, 90, 103, 113

平均赤血球容積　1, 8, 40
ヘテロフィル抗体検査　138
ヘパリン起因性血小板減少症　70, 79

ほ

ホジキンリンパ腫　131, 143
発作性寒冷ヘモグロビン尿症　14
発作性夜間ヘモグロビン尿症　2, 119
本態性血小板血症　22, 87

ま

末梢神経炎　140
末梢性T細胞リンパ腫　143
慢性好酸球性白血病　58
慢性骨髄性白血病　19, 55, 126
マントル細胞リンパ腫　143

未成熟血小板割合　121
ミノサイクリン　139

無顆粒球症　45
無菌性髄膜炎　140
無フィブリノゲン血症　85

メコバラミン　33
免疫固定法　169
免疫電気泳動法　169

網状赤血球　1

薬剤起因性血小板減少症　64

有毛細胞白血病　120, 132
輸血　174, 181
輸血関連急性肺障害　183, 187
輸血関連循環過負荷　187
輸血後移植片対宿主病　179, 182
輸血副作用　16

溶血性尿毒症症候群　64

溶血性貧血　*3, 12, 66, 120, 139*
葉酸欠乏　*39*

ラスブリカーゼ　*152*

リツキシマブ　*16, 47, 65, 79*
リンパ球関連性好酸球増多症　*60*
リンパ増殖性疾患　*13, 87, 133*

レチノイン酸　*55*

ろ

老人性貧血　*8*
濾胞性リンパ腫　*130, 143*

むかしの頭で診ていませんか？ 血液診療をスッキリまとめました

2017年10月25日	第1刷発行
2018年 4月 1日	第2刷発行
2021年 7月10日	第3刷発行

編集者 神田善伸
発行者 小立健太
発行所 株式会社 南江堂
〒113-8410 東京都文京区本郷三丁目42番6号
☎(出版)03-3811-7236 (営業)03-3811-7239
ホームページ https://www.nankodo.co.jp/

印刷・製本 壮光舎印刷
装丁 花村 広

Learn Clinical Hematology in Fast and Easy Way
©Nankodo Co., Ltd., 2018

定価は表紙に表示してあります．
落丁・乱丁の場合はお取り替えいたします．
ご意見・お問い合わせは，ホームページまでお寄せください．

Printed and Bound in Japan
ISBN978-4-524-25615-0

本書の無断複写を禁じます．

JCOPY 〈出版者著作権管理機構 委託出版物〉
本書の無断複写は，著作権法上での例外を除き，禁じられています．複写される場合は，そのつど事前に，出版者著作権管理機構(TEL 03-5244-5088, FAX 03-5244-5089, e-mail: info@jcopy.or.jp)の許諾を得てください．

本書をスキャン，デジタルデータ化するなどの複製を無許諾で行う行為は，著作権法上での限られた例外(「私的使用のための複製」など)を除き禁じられています．大学，病院，企業などにおいて，内部的に業務上使用する目的で上記の行為を行うことは私的使用には該当せず違法です．また私的使用のためであっても，代行業者等の第三者に依頼して上記の行為を行うことは違法です．

「専門ではない」けれども「診る機会がある」あなたへ

日常の診療に役立つ知っておくと便利な各領域の知識をスッキリとまとめました．①各項目の冒頭に結論を掲載 ②一般臨床医が遭遇する可能性が高い病態に絞って解説 ③「具体的にどうするのか」「なぜ考え方が変わったのか」など，要点をギュッと凝縮．
「○○は専門ではない」けれども「○○を診る機会がある」あなたに．

むかしの頭で診ていませんか？

シリーズ第10弾！

◆各 A5 判・定価 4,180 円（本体 3,800 円＋税 10%）

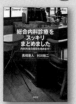

●編集　髙橋重人・村川裕二

むかしの頭で診ていませんか？
総合内科診療をスッキリまとめました
内科外来の隙間を埋めます！

「内科外来のメンタルヘルス」「不眠症と睡眠薬」「女性の訴え」「クリニックで使う漢方薬」など，36題を厳選．

2021.6. 刊行

●編集　村川裕二

むかしの頭で診ていませんか？
循環器診療をスッキリまとめました

2015.8. 刊行

●編集　神田善伸

むかしの頭で診ていませんか？
血液診療をスッキリまとめました

2017.10. 刊行

●編集　滝澤 始

むかしの頭で診ていませんか？
呼吸器診療をスッキリまとめました

2017.11. 刊行

●編集　森 保道・大西由希子

むかしの頭で診ていませんか？
糖尿病診療をスッキリまとめました

2017.12. 刊行

●編集　宮嶋裕明

むかしの頭で診ていませんか？
神経診療をスッキリまとめました

2019.6. 刊行

●編集　長田太助

むかしの頭で診ていませんか？
腎臓・高血圧診療をスッキリまとめました

2019.6. 刊行

●編集　三村俊英

むかしの頭で診ていませんか？
膠原病診療をスッキリまとめました
リウマチ，アレルギーも載ってます！

2019.10. 刊行

●編集　加藤直也

むかしの頭で診ていませんか？
消化器診療をスッキリまとめました

2020.11. 刊行

●編集　林 伸和

むかしの頭で診ていませんか？
皮膚診療をスッキリまとめました

2020.11. 刊行